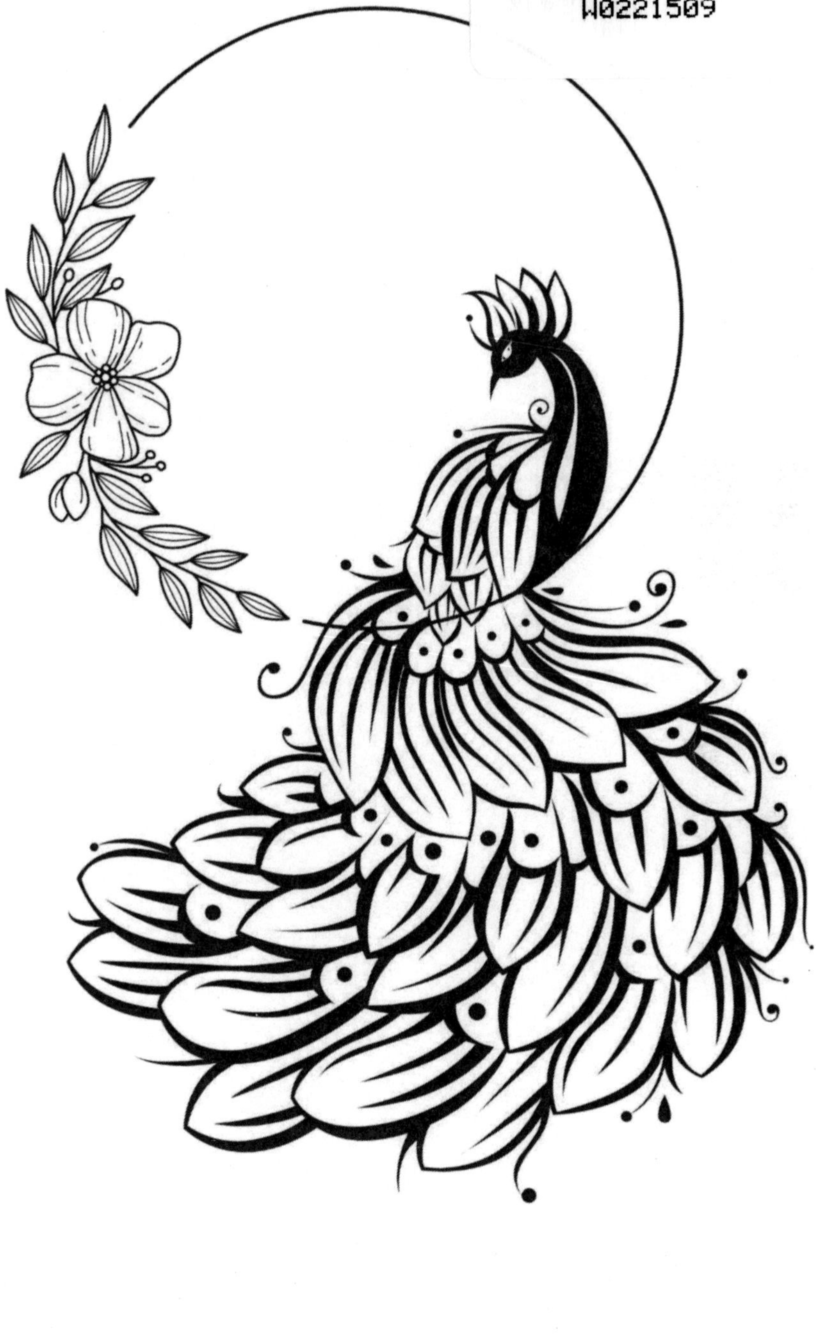

Marion Hequet

Quand le paon fermera sa roue

Plumes de Cœur Éditions

À mes deux amours,

Et au gang des M et P qui veille toujours sur moi.

Prologue

— « Retour sur l'affaire de Morlaix, au nord du département. Rappelez-vous, après des semaines d'enquête à un rythme effréné sur le meurtre du petit Diego, la police avait finalement confondu le coupable qui n'était autre que son oncle, Miguel Ferreira. Cet homme, au départ insoupçonnable, avait réussi à berner les enquêteurs ainsi que sa famille proche pendant trois mois. Son jeu de dupes cachait en réalité les atrocités commises sur son propre neveu. Le père de la victime, frère du coupable, l'avait même défendu alors que les premières preuves tombaient, croyant à une erreur judiciaire. Le procès s'ouvrira le... »

Je coupe aussitôt l'écran de télévision. Je n'aime pas les actualités. Elles n'apportent généralement que de mauvaises nouvelles. Les souvenirs de cette sordide histoire me reviennent en mémoire. Je me lève et me dirige machinalement vers la fenêtre en repensant aux nombreux mensonges prononcés honteusement par le meurtrier devant les journalistes, devant sa famille, et même devant la foule qui venait participer aux marches blanches qu'il avait lui-même organisées. À la base, il représentait le gendre idéal, l'ami qui réconforte, la main que l'on attrape pour se sortir des ténèbres. Bien sous tous rapports, une carrière dans l'enseignement sans aucune fausse note, une situation familiale idyllique, un engagement bénévole dans une association, il se résumait à « quelqu'un de bien ». Je serre les poings, retenant un certain dégoût. J'ai besoin d'air, mais la tempête fait rage au-dehors. Ouvrir serait imprudent. Je dois simplement me contenter de regarder le ciel gris et la pluie qui tombe avec force sur les carreaux. Ce paysage morne ne chasse pas mes pensées moroses. Hélas, les exemples identiques à ceux de l'affaire de Morlaix sont nombreux. Combien de loups parviennent parfaitement à se déguiser en agneaux ? Et, sans devenir des meurtriers ou de diaboliques personnes, combien affichent des apparences complètement éloignées de leur véritable caractère ? Après tout, nous ne montrons de nous que ce que nous voulons. Il est si facile de détourner l'attention de nos défauts, de nos vices ou de nos erreurs pour mettre en lumière nos qualités ou nos aptitudes. Par un sourire, par des gestes, par des mots choisis avec soin, souvent inconsciemment, nous trompons notre entourage. La preuve, selon moi, tout le monde a déjà menti, d'une façon ou d'une autre. Enjoliver un CV, embellir une sortie, amplifier une récompense. Nous jouons tous un rôle. Nous sommes tous faux. Nous exposons une simple caricature, lissée par ce que la société attend de nous.

Notre visage n'est qu'une série de masques changeant en fonction des situations, des façades qui cachent ce que nous refusons de dévoiler au grand jour. Finalement, qui sommes-nous réellement ? Difficilement, j'avale ma salive. Je me rends compte que ma gorge se serre tellement qu'elle en devient douloureuse. Mes paumes se relâchent et mes bras se croisent sur ma poitrine, comme s'ils désiraient m'enlacer. Malgré l'envie, je ne pleure pas. Je n'ai plus de larmes. Elles ont déjà trop coulé. Moi, je sais qui je suis. Un monstre.

Chapitre 1

Je tente de rester concentrée. Comme à son habitude, la librairie dans laquelle je me trouve voit passer un nombre important de clients. Celle-ci, spécialisée principalement dans les mangas, séduit de jeunes adolescents et lecteurs plus âgés, fans inconditionnels de la culture littéraire nipponne. J'adore les livres, de toutes sortes, cependant je ne peux nier une attirance plus exacerbée pour les bandes dessinées et, bien sûr, les mangas. Trois bibliothèques, où se côtoient des collections aussi diverses que variées, occupent un mur complet de mon petit appartement. Bien que les emplacements vides se réduisent de plus en plus, je ne résiste jamais à choisir de nouvelles lectures. Et mon premier point de ravitaillement se situe ici, à *Fou des bulles*, ouvert maintenant depuis environ deux ans. Localisé au cœur d'un centre commercial où des magasins majoritairement spécialisés dans le prêt-à-porter voisinent avec des bric-à-brac et des boutiques de décoration, il jouit d'une position stratégique parfaite. Solitaire, j'aime me fondre dans l'effervescence de ce commerce, en me plongeant dans la recherche de nouveaux livres. L'agencement légèrement alambiqué permet de se perdre un peu dans les labyrinthes de rayonnages où peluches, figurines et même jeux de société surprennent le client au détour des présentoirs remplis de séries complètes ou en cours de parution. Seulement, depuis quelques minutes, ma propre bulle de tranquillité vient d'exploser. J'en suis persuadée, la personne à côté de moi ne décroche pas son regard de mon visage. Dans mon champ de vision, je devine un homme. Au début, j'ai reculé d'un pas, pensant le gêner, l'empêchant d'accéder aux étagères situées devant moi. Toutefois, celui-ci ne bouge pas et continue à m'observer sans s'arrêter. Je fais mine de ne pas le remarquer. Dans ce genre de situation, l'ignorance prévaut. Donner de l'importance à ce geste me rendrait vulnérable. Je m'enfonce un peu plus loin dans la librairie pour me rendre au rayon des comics. Malheureusement, cette tentative de fuite ne met pas fin au manège précédent. Derrière moi, de nouveau, je sens sa présence, il me scrute. La peau de ma nuque me brûle légèrement, comme si le regard qui s'y déposait avait un pouvoir incendiaire. Je commence à respirer plus vite, à sentir des fourmillements dans mes doigts. J'attrape un livre au hasard pour me donner une contenance, sans que mes yeux parviennent à fixer la moindre ligne. Soudain, j'ai le sentiment qu'il approche, qu'il regarde désormais par-dessus mon épaule. Par réflexe, je lève la tête vers l'intrus, les sourcils froncés. Le garçon essaye de décrypter la couverture de mon livre, sans réaliser qu'il m'importune. Ses cheveux d'un noir ébène encadrent des joues imberbes, parfaitement rasées, rehaussées par un nez fin et pointu. Ne s'aperçoit-il donc pas qu'il est terriblement malpoli ? Enfin, au bout de quelques secondes, ses yeux glissent en direction des miens. Des yeux d'un brun clair, aux reflets dorés. Par une grimace irritée, je lui fais comprendre qu'il m'agace. Je n'ai pas posé un jour de congé aujourd'hui pour être importunée de la sorte. Je repose le livre, abandonne le gêneur et retourne près de l'entrée où se situe le présentoir des nouveautés. Tandis que je replonge dans une étude approfondie de chaque tome exposé, une voix m'interpelle :

— Le volume cinq de *Paradise* est sorti. C'est une super série, tu connais ?

Oui, je la connais très bien puisque je possède les quatre premiers chez moi. Pourtant, je me tais. Hors de question de donner réponse au jeune homme qui, visiblement, ne saisit pas mon embarras en me suivant et en m'abordant. Est-ce une technique de drague ? Un beau parleur sans scrupules qui cherche une nouvelle proie ? Si tel est le cas, il tombe mal. Bien que je sois célibataire, je n'ai besoin de personne. Ni dans ma vie ni pour un soir. Je lui tourne le dos, manifestant clairement que je ne souhaite pas entrer dans la discussion. Insistant, il se met à me donner des conseils :

— Le dernier Miura est en vente depuis quinze jours. Il est

exceptionnel. Tu devrais le lire. C'est le genre de *shõnen* avec plein de personnages, de l'aventure et un univers incroyable. Je suis sûr que ça va détrôner les *Silver*.

Et il poursuit, encore et encore. Il désigne chaque nouveauté, les unes après les autres, s'attardant sur celles qu'il considère comme étant les plus intéressantes. Je me trouve perdue dans ce flot d'informations, m'interrogeant sur ce qu'il trame. Que cherche-t-il ? Il parle beaucoup, donnant le résumé de toutes les histoires qu'il cite. Je pivote vers lui et le découvre minutieux et méthodique dans la présentation de chaque manga. J'ai un doute sur ses intentions. S'il s'agit de drague, son jeu s'avère quelque peu maladroit, même s'il possède un physique plutôt avantageux. Outre sa peau mate, il apparaît svelte avec un visage harmonieux. Il pourrait en jouer, il ne le fait absolument pas. De plus, quelque chose dans sa diction est étrange. Son intonation se veut monocorde. Bien qu'il aborde autant de sujets différents qu'il y a de livres, aucun émoi ne transparaît dans sa voix. À l'inverse du ton employé lors de sa première question, où j'ai capté un soupçon d'enthousiasme quand il m'a approchée, aucune vibration ne s'entend quand il parle de courage ou d'aventure, pas une once d'émotion ne pointe lorsqu'il effleure les thèmes de la maladie ou de la mort. Son ton reste toujours d'une neutralité anormale. Presque dérangeante. Il enchaîne, exposant son propos méticuleusement, de façon quasi scolaire. Je jette un œil au niveau des caisses. Je n'y vois pas le patron, très sympathique et vigilant. Il a laissé sa place à ses deux employés occupés à encaisser les nombreux clients. Je n'y trouverai aucune aide.

— Alors, tu as fait ton choix ? me demande-t-il tout à coup.

Son interrogation me ramène à lui. Plus pressant, le jeune homme s'enhardit.

— Tu prends lesquels ? Déjà, celui-là.

Il attrape le tome cinq de *Paradise* et me le tend sans hésitation, presque de force. Cette fois-ci, je panique. Oppressée, je retire mon bras d'un geste brusque, ce qui provoque la chute du manga. Je m'écrie :

— Laisse-moi tranquille !

Le bruit attire les regards. Mais pas seulement. En un instant, trois adolescents aux allures sportives nous encadrent.

— Il y a un souci ? s'enquiert le plus grand en fixant le garçon aux cheveux noirs.

— T'embêtes la miss ? insiste le deuxième.

Je déteste me faire remarquer. Du haut de mes vingt-cinq ans, je n'aime plus me trouver au centre de l'attention. C'en est trop pour moi. Toujours muette, j'avance et me glisse entre leurs silhouettes qui me semblent imposantes, cognant un peu mes épaules contre les leurs. Je laisse l'enquiquineur et les inconnus régler leurs comptes entre eux. La sortie est toute proche. Je n'ai qu'à zigzaguer entre deux groupes et je sortirai dans le hall du centre commercial. J'ai l'impression d'échapper à une bataille. Je sens que l'indésirable va avoir le droit à une leçon. Après tout, il la mérite, à importuner les autres de la sorte. À peine les détecteurs d'antivol dépassés, je me retourne, instinctivement. Aussitôt, je m'arrête, mon ventre se serre, en assistant à une scène improbable. J'imaginais que mon gêneur se défendrait, ne se laisserait pas faire face à mes sauveteurs. Ils l'accablent devant les clients. Mais alors qu'il me parlait sans cesse, là, il reste mutique. Plus surprenant encore, il demeure stoïque. Pas par snobisme ou témérité, plutôt comme s'il était dans l'impossibilité de réagir. On dirait un enfant qui se fait gronder et qui se trouve dans l'incapacité de répondre. Les traits qui parcourent son visage se raidissent, et les émotions que je ne ressentais pas dans ses paroles apparaissent désormais sans aucun filtre. La peur. L'affolement, même. Il paraît complètement angoissé et désorienté. Il me donne l'image d'une toute petite créature désemparée. En position de force, les trois adolescents se moquent davantage de lui, le rabaissent en utilisant des insultes de bas niveau. J'hésite, reculant d'un pas, prête à partir, replaçant les mèches qui chatouillent mes joues derrière mes oreilles. Le prédateur est devenu la victime… D'autres clients les entourent, bloquant ma vue sur le groupe. Pourtant, je sens un malaise se propager le long de mon corps. Je m'aperçois que mon rythme cardiaque s'est accéléré, mon cœur tapant plus fort au creux de ma poitrine. Mes entrailles se serrent, me provoquant des nausées. Quelque chose cloche. Quelque chose me trouble. L'adrénaline monte en moi et j'enrage de ma faiblesse. Je ne veux plus jamais avoir de remords. Je m'en suis fait la promesse. J'opère un demi-tour et pénètre à nouveau dans le magasin. Je dois jouer des coudes pour atteindre le cercle des quatre jeunes hommes tant les autres clients s'amassent autour d'eux, curieux d'assister à un spectacle gratuit. J'attrape la main de la cible des quolibets et ordonne :

— Allez, viens.

Je l'attire en dehors du groupe sans qu'il résiste. Incrédules et passablement remontés, les adolescents s'énervent. Le meneur m'interroge :

— C'est quoi cette histoire ? Tu le connais ?

— Hey, meuf, tu cherches les problèmes ! ajoute son copain.

Les laissant derrière nous, j'ignore leurs remarques qui s'adressent désormais à nous deux et entraîne plus loin le garçon aux cheveux noirs. Bientôt, nous sommes à l'autre bout du centre commercial, à bonne distance de la librairie. Je lâche le jeune homme pour le questionner :

— Ça va ?

Sa peau est toujours blême, toutefois il ne paraît plus aussi hébété que tout à l'heure. Cependant, au lieu de me répondre, le regard tourné vers le sol, il me demande pourquoi je suis revenue. Je hausse les épaules et souffle :

— Je suis rassurée que tu ailles bien.

Tandis que je redresse mon sac sur le bras, il saisit soudainement ma main et plonge ses yeux mordorés dans les miens, me provoquant ainsi un large frisson.

— Pourquoi tu es revenue me chercher ? répète-t-il.

Mon cœur rate une mesure face à l'intensité qui remplit ses prunelles. J'ai le sentiment que je ne peux pas lui mentir. Prise de court, je bégaye :

— Tu étais désorienté… je ne sais pas, c'était plus fort que moi. Je n'ai pas supporté qu'on s'en prenne à toi de cette façon.

Je retire ma main de sa paume en complétant :

— Leurs moqueries, leurs soi-disant arguments de protecteurs… ce ne sont que des excuses. Ce n'est rien d'autre que de la violence.

Je le vois se détendre, et même sourire à ma confidence. Il semble reprendre un peu de contenance puisqu'il me taquine :

— Merci, superhéroïne !

Son ton ne cache aucune condescendance ou raillerie. Ne résonnent que gratitude et douceur. Surprise, je souligne :

— Et puis, c'est un peu de ma faute si tu t'es retrouvé dans cette situation.

Avouer ma culpabilité s'avère une erreur. Je viens de lui permettre d'accéder à une de mes failles. Il en profite :

— Si tu es fautive, tu me dois une compensation.

Ahurie, je le vois s'emballer, son sourire s'élargissant en dévoilant ses dents blanches. Il claque des doigts, preuve de l'arrivée d'une idée dans son esprit. Du moins, je l'interprète ainsi.

— Deviens mon amie ! s'exclame-t-il tout en se hissant sur la pointe des pieds, pour une raison que j'ignore.

Essaye-t-il de se grandir et de m'impressionner ? Il a l'air si sérieux et si enthousiaste en même temps que j'ai du mal à réaliser ce qu'il vient de me dire. Plus notre discussion avance, plus je trouve ce garçon étrange. Comment peut-il passer aussi vite par tous ces sentiments si différents ? Du cliché d'un dragueur sans honte à l'image d'une proie se faisant dévorer, il devient opportuniste tout en apparaissant candide. J'ai vraiment l'impression de me confronter à un gosse qui ne maîtrise pas totalement ses émotions, capable en un instant de passer du rire aux larmes.

— S'il te plaît, s'obstine-t-il en remettant ses pieds à plat.

Il m'envoie un clin d'œil et tape des mains, tout guilleret. D'abord sur la défensive, j'écoute mon instinct. La naïveté qu'il manifeste est réelle. Je ne ressens aucune peur. Même si je me persuade de l'absence de danger, son comportement m'oblige à rester sur mes gardes. D'après son discours à la librairie, cet inconnu fait preuve d'intelligence. Il fait le malin, bien qu'il dégage une sensibilité exacerbée. Peut-être possède-t-il un esprit fragile ?

— On ne devient pas amis comme ça, expliqué-je posément.

— Je croyais que tu me devais quelque chose, note mon interlocuteur presque boudeur.

Je garde mon calme et tente d'être claire :

— L'amitié ne se commande pas. Tu ne peux pas me demander ce genre de chose. Je n'ai pas à être redevable alors qu'à l'origine c'est toi qui m'as importunée.

Le garçon ne sourit plus et la tristesse zèbre son visage quand il me questionne :

— Je t'ai embêtée ?

— C'était presque du harcèlement !

Je lève mes mains pour les diriger vers le ciel, en signe d'évidence. Le constat s'avère-t-il si difficile ? Sa réponse m'étonne, tant il semble bouleversé. Sans que je ne sache si cela m'était destiné, il murmure :

— Oh… j'ai encore foiré.

Je soupire, décontenancée par son abattement et la déception qu'il ne peut masquer. J'ai subitement l'impression de ressembler à une peste cruelle qui réprimande un être inférieur. Toutefois, au-delà de cette culpabilité, mon intérêt pour ce garçon s'éveille. Visiblement, le jeune homme réalise l'excentricité de son comportement, tout en ayant conscience de sa maladresse. Il me fait de la peine, tout en piquant ma curiosité, je l'avoue. Embêtée, je propose un compromis :

— Je peux par contre te payer un café, si tu veux ? Après, on sera quittes.

Ses yeux s'écarquillent. Stupéfié par mon offre, il semble indécis, comme si je lui soumettais un marché machiavélique, hors norme. Je désigne le bar tout proche et, au vu de sa réaction, je nuance :

— Ou un chocolat, si tu préfères ?

L'idée d'une boisson chocolatée a l'air de le rassurer. Aussi, il finit par accepter. Je n'aime pas l'ambiance souvent bruyante qui règne dans les bars. Les esprits caustiques s'y animent et s'excitent autant que les plus festifs. Je n'y trouve pas le calme et le silence qui me reposent et dans lesquels je me sens bien. À l'inverse de la librairie, ici, aucune occupation n'arrive à me faire oublier l'agitation qui bouillonne autour de moi. Sans doute que mon tempérament ne s'y adapte pas. Malgré tout, nous entrons dans le bistrot à la décoration contemporaine où le barman au comptoir nous salue poliment. Des lampes métalliques à l'aspect épuré illuminent les meubles en bois clair, apportant un mélange efficace de chaleur et de modernité. Je choisis la table la plus éloignée possible de l'entrée et des autres clients et m'assois, accompagnée de mon invité insolite. Celui-ci sort son portefeuille. Aussitôt, je le préviens :

— C'est pour moi. Je te l'ai dit.

Il hoche la tête tandis que le serveur vient prendre notre commande. Mon hôte bredouille « un chocolat », les yeux fixés sur la table, quand mon choix se porte sur un cappuccino. Une fois les tasses déposées devant nous et le barman retourné à son poste, le jeune homme se détend doucement. Ce garçon est décidément particulier. Malgré l'assurance dont il faisait preuve tout à l'heure, il donne à cet instant l'impression d'être un asocial, encore plus mal à l'aise que moi en public. Mais lorsqu'il plonge son regard dans le mien et me sourit en me remerciant, il dévoile un visage éblouissant. Ou ce garçon est un excellent comédien qui mériterait un Oscar ou c'est un extraterrestre qui ne possède aucun filtre sur ses pensées. Pourtant bien cartésienne, j'envisage la deuxième option quand je ne décèle aucune caméra dans notre sillage.

— Je suis Asperger.

Les mots qu'il vient de prononcer tombent tel un couperet et résonnent en écho au fond de moi.

— Enfin, oui, j'ai le syndrome d'Asperger. Moi, c'est Joey Raturneau.

Derrière ce visage si expressif, ces réactions si excessives, enfantines et naïves, voire déconnectées de la réalité, se cache une sorte de handicap. Je crois me souvenir que ce syndrome rentre dans une forme d'autisme. Mais je ne connais pas assez ce sujet pour émettre d'autres hypothèses. Je comprends que son naturel et sa spontanéité déconcertante s'expliquent par ce trouble, autant que son incapacité à se défendre face aux attaques. Il rompt à nouveau le silence qui s'établit entre nous, moi ne trouvant quoi lui répondre :

— Ce n'est pas la première fois que je fais peur. Je suis désolé, je ne voulais pas t'effrayer…

Il grimace un peu, triturant ses doigts dans tous les sens. Peut-être qu'il n'a pas tous les codes pour décrypter comment marche le monde, certes. Néanmoins, ce syndrome fait de lui quelqu'un de foncièrement honnête. Quelqu'un de vrai. À ce moment, bien que je mesure – et sans doute sous-estime – la difficulté de son parcours, je ne peux m'empêcher de ressentir une pointe de fascination. Comment fonctionnerait le monde avec plus de Joey Raturneau ? Tournerait-il enfin dans le bon sens ?

— Tu as pitié, n'est-ce pas ? Mais, je suis qui je suis.

Il interprète mal mon mutisme. Tout de suite, je lève mes mains et je réfute :

— Absolument pas !

Je bois une gorgée de cappuccino pour me donner le temps de trier mes idées. J'aimerais trouver les mots justes.

— Je ne crains pas la différence, finis-je par affirmer. Je te manquerais de respect en ajoutant de la pitié à ton handicap. Enfin, je devrais plutôt dire, à ta particularité.

Je respire profondément, gonflant mes poumons pour me rendre moins fébrile.

— J'imagine aisément que ça doit être déjà difficile pour toi.

Je sais au fond de moi que nous avons tous de nombreux défauts qui obscurcissent nos existences… mais tout autant de qualités qui illuminent nos vies. Aussi, dans mon élan, j'enchaîne :

— Je n'ai pas peur des personnes qui osent assumer leurs faiblesses. Je pense que tu as beaucoup de courage.

La chaleur de son sourire et sa frimousse qui s'émerveille sous mon compliment réchauffent anormalement mon cœur. L'aura fraîche et pure qui entoure ce garçon m'hypnotise malgré moi.

— Je savais, quand je t'ai vue, que tu étais une fille géniale ! lance-t-il sans gêne, sans s'occuper de l'impact d'un tel discours.

À l'entendre, on croirait qu'une proximité nous rapproche, alors que notre rencontre remonte à moins de quarante minutes. Je serais totalement incapable de l'imiter, trop de barrières emprisonnant mon ego, qui s'étouffe à mesure du temps.

— Je ne suis pas malheureux, tu sais, précise-t-il.

Fièrement, il m'annonce qu'il exerce le métier de fleuriste, avec sa tante. Son magasin se situe quelque part dans une rue adjacente à la rue piétonne du centre-ville, un peu plus loin que la galerie commerciale où nous nous trouvons.

— C'est mon jour de repos aujourd'hui. Ce soir, c'est Gwenaëlle, notre employée, qui gère avec ma tante. Elle m'appelle Jojo. Tu pourras lui dire que je n'aime pas ce surnom ? Elle ne me croit pas quand je lui dis. Ça me…

— Attends, le coupé-je. Je ne vais pas aller voir cette Gwenaëlle. Je ne la connais même pas.

Tout à coup, Joey décoche un petit rictus et suppose :

— Si, quand tu viendras dans notre magasin.

Je souris à mon tour en balançant ma tête de gauche à droite. Fermement, je nie :

— Joey, après ce café, nos vies prendront des chemins différents. Rappelle-toi, c'est le deal !

Je jure voir les iris du jeune homme briller de malice lorsqu'il m'annonce :

— Moi, je suis sûr qu'on se reverra.

Je lui souhaite que ses espoirs ne souffrent pas de la réalité des choses. Après ce cappuccino qui disparaît petit à petit de ma tasse, je sais que nos routes entremêlées pour un après-midi se sépareront. Pour éviter que je répète mon avertissement, il tempère :

— OK. Alors, avant que tu ne partes loin, je peux connaître ton prénom ? Tu ne risques rien, vu que nous ne nous croiserons plus jamais.

En effet, je ne risque rien à le lui dévoiler.

— Leslie.

J'attends une quelconque remarque de sa part, mais son regard quitte le mien pour s'enfoncer dans le mur à côté. Résignée, j'accorde qu'on peut faire certains jeux de mots avec. « Leslie gondoles à Venise, Leslie reine du port d'Alexandrie » sont les plus courants. En tout cas, ceux que j'ai le plus entendus adolescente. Immédiatement, il me surprend en balayant mes suppositions et en analysant l'étymologie de mon prénom. Si je savais qu'il dérivait d'« Élisabeth », j'ignorais qu'il signifiait jardin de houx. Décidément, Joey Raturneau déchiffre l'univers à sa façon. Une sonnerie de cornemuse, au rythme saccadé, vient interrompre ses propos. Il sort son portable de la poche de sa veste et s'excuse en découvrant qui téléphone :

— Pardon, c'est ma tante.

Sans vouloir écouter sa conversation, je devine qu'un souci dérange la parente du jeune homme. Son front se plisse et, finalement, il la rassure, lui confirmant qu'il arrive tout de suite. Il raccroche vite et se lève précipitamment.

— Je suis désolé. Je dois accompagner ma tante en urgence à la banque.

Je n'ai pas le temps de lui dire que je comprends, qu'une dernière fois, ses yeux se fondent dans les miens. Avec une sincérité non feinte, il me remercie.

Joey ne s'en rend certainement pas compte, son regard fonctionne comme un archer, et je me transforme en cible de ses flèches. Je bafouille « prends soin de toi », alors qu'il s'éloigne. Il disparaît dans la foule, redevenant une ombre dans ce brouillard d'anonymes. Ainsi va la vie. Au revoir, M. Joey Raturneau.

— Quatre euros vingt, s'il vous plaît, me rappelle le barman.

Il m'épie, vérifiant que je vais bien payer les consommations. Peut-être craint-il que moi aussi je m'échappe, en catimini ? Le départ précipité de mon invité a dû éveiller ses soupçons. Peut-être est-ce une technique que certains utilisent pour le duper ? En l'occurrence, je ne suis pas une voleuse. Je cherche aussitôt ma monnaie, preuve de ma bonne foi.

Sur mes papilles reste encore un léger goût de café. La mousse de crème était comme je l'aime, à peine sucrée, juste parfaite. Pour un cappuccino de cette qualité, le prix est très correct. Je regarde la tasse de chocolat que Joey a abandonnée à moitié pleine, me demandant s'il était aussi bon que ma boisson, quand je tressaille. Mes yeux sont attirés sur un objet noir, assez épais. Le portefeuille du jeune homme trône au bord de la table, magnifiquement oublié par son propriétaire. Mes épaules s'abaissent tandis que je soupire. Finalement, Joey avait raison, nous allons nous revoir. Posséderait-il le don de prédire l'avenir ?

Chapitre 2

Me voilà donc chez moi, assise sur mon clic-clac noir sur lequel sont imprimés des colibris beiges. En temps normal, au creux des coussins douillets que j'ai rajoutés, je rêve, mon âme vagabondant entre mes livres et les dédales de ma conscience. Par moments, je gamberge tellement que ma cervelle s'amuse à former un labyrinthe insipide où la sortie est en option. Une prison. Cependant, aujourd'hui, le moelleux des coussins m'entoure d'une espèce de réconfort tandis que mon esprit se fixe sur un objet étranger à mon foyer. Le portefeuille de Joey, posé devant moi sur la table basse, ne cesse d'attiser ma curiosité. J'aurais pu envisager de le remettre au barman, et ne plus me préoccuper de ce qui touche au jeune homme autiste. Ce comportement égoïste ne correspond pas à mes valeurs, alors j'ai ramené l'objet du délit ici. Toutefois, maintenant, j'hésite à poursuivre ma démarche. Je ne situe absolument pas le fleuriste où Joey est censé travailler, aussi, ouvrir son portefeuille pour récolter des indices me semble la meilleure idée. Néanmoins, je doute. Passer le cap constitue un challenge difficile. En cherchant à l'intérieur une piste, je pénétrerai dans son intimité. Que vais-je découvrir ? En réalité, j'ai presque peur. Peur de la déception que je pourrais ressentir si je m'apercevais qu'il m'avait menti. Et si ce qu'il m'avait raconté n'était qu'une mascarade, un scénario bien ficelé pour obtenir… des chocolats gratuits ? Je me pince les lèvres, me retenant de rire de ma bêtise. Mes doigts attrapent quelques mèches de cheveux et les entortillent. Ils cherchent une occupation. À moins de me rendre chez chaque fleuriste proche du centre-ville, je ne trouve aucune autre solution. Et la patience ne constitue pas ma principale qualité. Je me redresse et m'installe correctement devant l'objet en cuir noir. Sans geste brusque, je l'ouvre. D'un côté, je devine le porte-monnaie, et de l'autre, un porte-cartes. Je me concentre sur celui-ci. Je passe vite sur la carte Vitale et celle de la mutuelle, qui me confirment malgré tout son identité, et tombe sur quelque chose que je connais bien. Une carte de donneur de sang. Je la saisis et la fais glisser en dehors de son emplacement. Joey est O Rhésus négatif. En d'autres termes, il est donneur universel. Son sang demeure précieux, puisque sur le principe il peut être transfusé à n'importe qui. En réalité, dans les faits, d'autres facteurs plus complexes et plus subtils que cette idée répandue entrent en jeu. Et j'en sais quelque chose. Si les groupes sanguins n'ont plus de secrets pour moi et si la carte de Joey attire tant mon attention, c'est parce que je travaille au centre de transfusion, en tant que technicienne de laboratoire.

Depuis cinq ans, à la suite de l'obtention de mon diplôme, je fais partie de l'équipe des dix-huit techniciens qui gèrent l'immunohématologie du receveur et la distribution des poches de sang. Un métier de l'ombre. Quand les gens pensent au centre de transfusion, ils voient uniquement le côté « donneurs ». En effet, accueillir ces derniers et récolter le précieux fluide vital reste la mission première de l'établissement. Une mission essentielle, reposant sur l'abnégation sans faille de nombre d'entre eux, héros discrets mais irremplaçables du quotidien. Seulement, beaucoup de personnes ignorent le deuxième versant de notre activité. Tandis que les autres services s'occupent de qualifier les dons, contrôler les poches de sang et les rendre prêtes à l'emploi, le mien n'est tourné que vers le receveur. Celui dont la vie dépend en partie ou principalement des produits qu'on lui administrera. Avec mes collègues, nous réalisons donc tous les examens indispensables chez le receveur en vue d'une transfusion entièrement sécurisée. Il s'agit de groupages sanguins, de la recherche d'anticorps pouvant perturber l'acte transfusionnel et, quand cela est nécessaire, nous testons les compatibilités entre les poches de sang et les futurs transfusés. Quand tous les voyants sont au vert, nous nous chargeons de sélectionner les meilleurs produits pour chaque besoin. Un travail stressant, car toujours soumis à l'urgence. Les accidentés de la route ne constituent pas les seuls patients pour lesquels nous devons nous activer. Entre les femmes en hémorragie de la délivrance, à la suite de leur accouchement, les malades anémiés, ceux en déficience hématologique, certaines personnes âgées, le nombre de patients ne cesse de croître. Les pipettes, les tubes de sang, les automates aux cadences infernales, les coursiers en manque de patience, ne représentent qu'un aperçu de mon paysage professionnel. Malheureusement, certains de mes collègues commencent à se lasser des horaires bâtards et à souffrir d'une usure inéluctable. Parce que notre activité ne s'interrompt jamais. Parce qu'elle s'effectue H24, n'importe quand. Nuits, jours fériés, week-ends inclus. Intégrée à l'équipe de jour, je peux tout aussi bien être du matin au laboratoire, et commencer à 6 h 45, que passer côté distribution le soir et finir à 21 h 15, sans roulement fixe. Notre planning symbolise une parodie des peintures de Picasso où les cases s'imbriquent dans l'unique but de tenir tous les postes. Un changement de rythme fatigant et peu reconnu. Mais, même si le tempo de ce métier se veut fou, il n'en demeure pas moins passionnant. La diversité et la polyvalence empêchent toute routine et donnent un intérêt fondamental à cet emploi. Effectuer des horaires décalés a du bon et m'offre des matinées ou des après-midi entiers libres. Travailler le week-end permet de disposer de jours de repos en semaine et m'apporte la sensation de vivre en décalage avec la cadence du monde, allure où je ne me sens pas forcément à mon aise. Je me complais à rester spectatrice d'une danse dont je n'ai jamais vraiment réussi à apprendre tous les pas. Déjà petite, l'absence d'un père, déserteur, me plaçait en marge de mes camarades aux familles structurées.

Je reviens à l'instant présent, effleurant le document cartonné du donneur. D'après les dates inscrites, son premier don remonte à sa majorité. Était-ce une preuve de maturité ? Même si je n'en connais pas les raisons, ce geste m'indique sa générosité. Cet acte volontaire et bienveillant, totalement bénévole et sans contrepartie, montre la propension de Joey à aider les autres. Il monte dans mon estime, sans doute parce que ce sujet me touche plus que d'autres. Grâce à la date de naissance, je constate également que je le devance d'une année. Il a seulement vingt-quatre ans.

— Il me doit le respect, noté-je en pensant aux mots que prononce ma maman dans le même cas.

Je repose délicatement la carte dans son emplacement, et poursuis mes recherches. En dehors d'une carte d'abonnement pour les transports en commun identique à la mienne, rien de plus. Rien de glissé non plus sous le porte-monnaie, hormis la carte d'électeur, plus grande que les autres. Je pense être confrontée à un échec, lorsque je m'aperçois que le côté gauche se déplie et dévoile une nouvelle partie du portefeuille, encore plus personnelle. Une pochette transparente laisse voir une photo de Joey, avec une femme plus âgée, un bouquet de fleurs à la main. Je discerne une certaine ressemblance entre eux, notamment une fossette qui traverse leur menton exactement au même endroit. La forme de leurs pommettes semble aussi identique et j'en déduis que je découvre quelqu'un de la famille du jeune homme. Sa mère ? Sa tante ? Joey pose droit comme un I. Un piquet qui ne plierait pas. Sérieux, il affiche un visage figé, et je retrouve ici les traces de son syndrome. Visiblement, difficile pour lui de se détendre. Une prise de vue comme cette photo doit l'embarrasser, et son austérité n'est qu'une conséquence de cette situation imposée. Contrairement à lui, la femme à ses côtés respire la joie de vivre. La bonhomie qui émane de sa bouille rondouillette contrebalance le malaise du jeune homme. Un sourire dévoile ses dents du bonheur, et ses joues rosées apportent de la couleur à un teint blanchâtre. Sa peau de blonde, ressemblant à la mienne, possède le même grain clair. Un teint parfois trop translucide dans mon cas. Elle semble presque rire sur la photo. J'imagine ce dernier rauque et entraînant. Cette personne doit incarner une figure rassurante dans son entourage, puisque c'est l'unique photo présente ici. Juste à côté, sur la pochette juxtaposée, une carte de visite d'un fleuriste attire finalement mon attention. Je touche au but, avec

À fleur de peau. Sur les tons pastel se dessinent des fleurs stylisées encadrant le nom du magasin, son adresse et un numéro de téléphone. Cela me surprendrait que Joey se promène avec la carte d'un concurrent, donc j'en conclus qu'il s'agit bel et bien de sa boutique. Je regarde ma montre et me demande si je peux me permettre d'appeler là-bas. En même temps, je n'ai guère le choix. Je prends mon téléphone et compose le numéro du commerce. Une voix mélodieuse, un brin aiguë, se présente :

— À fleur de peau, Gwenaëlle à votre service.

Gwenaëlle, la collègue de Joey qui le surnomme Jojo. J'éclaircis ma voix et explique :

— Bonjour, excusez-moi de vous déranger. J'ai le portefeuille de Joey Raturneau. Il travaille bien chez vous ?

Suspicieuse, mon interlocutrice ne retient pas sa surprise :

— Comment c'est possible ?

— Il l'a... oublié, je bafouille. Enfin, perdu.

— Ce n'est pas son genre.

Je m'arrête, indécise. Je ne suis pas certaine que raconter l'épisode de l'après-midi la rassure outre mesure. Pourquoi, aujourd'hui, entre le barman et cette fleuriste, ai-je la sensation d'être prise pour une voleuse ? Pour couper court à la méfiance de l'inspecteur Gwenaëlle, je me contente d'exposer des faits simples :

— Je l'ai trouvé, et je ne pense pas qu'il manque de l'argent.

Et donc, il travaille bien avec vous ?

L'employée semble soulagée devant mon argument, puis atteste immédiatement le discours de Joey :

— Oh oui, bien sûr. C'est le chef !

Ça, je l'ignorais. Aussi jeune et déjà patron ? Étonnée de sa remarque, je me reprends malgré tout :

— J'aimerais le lui rapporter. Je pensais venir.

— Mais mademoiselle, il n'est pas là. Il est avec Rachel, à la banque.

Je m'en doutais. Il n'est pas rentré de sa virée avec sa tante.

— Je peux vous l'apporter, et vous le lui rendrez ?

Gwenaëlle doit être sympathique et attentionnée auprès de ses fleurs et de ses clients, hélas, elle refuse tout de suite ma requête.

— Désolée, je ferme plus tôt aujourd'hui. Je ne le verrai pas avant qu'il revienne. Passez demain, il sera là jusqu'à dix-neuf heures.

Je réfléchis rapidement. Le lendemain, je serai de poste en journée, je quitterai donc à 16 h 15. Même si cela brise la quiétude de mon train-train quotidien, je crois ne pas avoir d'autres solutions que de lui remettre son bien en main propre.

— Bon d'accord, j'en conviens. Vous pourrez tout de même l'avertir que son portefeuille n'est pas perdu et que je le lui ramène demain ?

— Je m'en occupe. Merci pour votre amabilité et votre gentillesse.

Elle raccroche assez vite, je la sens pressée. Peut-être a-t-elle des clients et mon appel la dérange ? Je ne peux me définir timide, seulement j'ai en horreur d'importuner quelqu'un. Je réalise combien j'avais raison initialement. Ouvrir le portefeuille de quelqu'un sans son accord, c'est comme entrer dans un foyer sans y être invité. Une pratique gênante et qui peut s'avérer malsaine, car, dans un sens, c'est obtenir un pouvoir. La « victime » ignore que son intimité est ainsi dévoilée. Sans avoir établi une quelconque thèse ou suivi des études de psychologie, analyser un tel objet renseigne énormément sur le comportement de son propriétaire. Par exemple, ici, chaque carte est bien alignée dans son compartiment. Rien ne dépasse. Aucune extravagance n'est permise. Le strict nécessaire tient dans l'ensemble en cuir. L'état de ce dernier correspond au garçon méticuleux et précautionneux rencontré il y a quelques heures, et démontre la rigueur dictée par son trouble. Joey ne s'embarrasse pas du superflu. Bien que je ne sois absolument pas désordonnée, mon sac, lui, ressemble à un véritable fouillis, et mon porte-cartes à un méli-mélo de coupons de fidélité aussi divers que variés. Un bric-à-brac inéluctable malgré mes efforts. Son syndrome reste peut-être la nuance qui nous différencie et l'oblige à éliminer l'inutile. Je referme enfin la pochette, repensant à notre rencontre. Je me recale entre les coussins et ferme les paupières. La couleur mordorée des iris de Joey est toujours vivement imprimée dans mon souvenir. Jamais un regard ne m'avait autant marquée. Certes, le reflet particulier de ses yeux capte l'attention, mais au-delà de ce constat, j'y ai décelé un éclat profond, une douceur inégalable, comme si son âme s'y lisait instantanément, sans aucun parasite ni aucun filtre. Mon instinct ne s'est pas mis en alerte face à lui, et je doute qu'il se soit endormi ou complètement détraqué. Je dois me rendre à l'évidence, Joey incarne une vraie innocence. Qualité rare. En revanche, un détail me perturbe. Dans ces situations, mes sens sont toujours exacerbés, devenant ultra-sensibles. Le moindre contact avec ma peau m'échauffe. À nouveau, les mèches qui me retombent sur les joues me chatouillent, m'obligeant à les ramener en arrière. Il y a quelque chose d'apaisant dans ce geste. Me coiffer, remettre de l'ordre dans mes cheveux, me donne la sensation de contrôler mon environnement. Comportement complètement ridicule puisque, dans l'absolu, je ne maîtrise que ma coupe. J'observe intensément le portefeuille de Joey en sachant pertinemment qu'il ne m'apportera aucune réponse. Je n'arrive pas à m'ôter de la tête son attitude à la librairie et au bar. Le jeune homme n'a pas osé regarder une seule fois les trois adolescents. Sur le principe, rien de choquant. Compliqué d'affronter visuellement des personnes qui nous agressent. Toutefois, Joey n'a jamais pu lever ses yeux sur le barman du café. Je devine qu'il éprouve des difficultés dans ses interactions sociales. J'imagine que, finalement, accrocher un regard représente une corvée insurmontable. Alors, la même question se répète en boucle dans mon esprit. Pourquoi Joey n'a jamais hésité à me fixer, moi ?

Chapitre 3

Je résiste à l'envie de fermer les yeux et de m'assoupir. L'oscillation du bus dans lequel je suis assise agit toujours comme un bercement qui me calme, d'autant plus après une journée de travail harassante. Particulièrement aujourd'hui, d'ailleurs.

Le début de garde a donné le ton pour la suite. À peine ai-je franchi le sas du laboratoire que les dossiers ont commencé à pleuvoir. Normalement, je priorise, classant les degrés d'urgence de chacun. Or, à cause d'un alignement des planètes certainement défavorable au karma de l'équipe du jour, tous les dossiers possédaient un caractère impératif. Et malheureusement, rien ne se réglait facilement. Les patients déjà connus n'ont pas rendu les résultats sanguins attendus, une complexité incroyable a empêché une résolution simple chez les nouveaux, le téléphone a monopolisé à lui seul un technicien à temps plein contrairement à l'accoutumée, et le manque de disponibilité de notre biologiste, absorbé par des réunions diverses, a légèrement plombé l'ambiance générale. Il n'est pas rare de prendre en pleine face l'impatience, l'agacement, voire la colère de nos interlocuteurs directs, tels que les médecins, les infirmières ou les anesthésistes, et cela fait partie de notre job. Impossible de les blâmer. Ces professionnels de santé se situent en première ligne auprès des malades. Quand nous ressentons l'urgence transfusionnelle, eux se confrontent à l'urgence vitale, autrement dit, à la mort. Notre formation nous aide à prendre du recul sur ces retours brutaux, car parfois indissociables du contexte dramatique dans lequel se trouvent les malades. Mais quand notre propre chef est inaccessible et se montre agacé, difficile pour l'équipe de garder moral et motivation. Extirpée de cette agitation, j'accuse un certain contrecoup. Je bâille en jetant un œil sur le paysage. Surprise, je remarque que j'arrive à mon arrêt. Je m'active alors, dopée par une poussée d'adrénaline. Je sors du bus et me repère. Je descends un arrêt après l'habituel, situé près de mon appartement. Celui-ci me rapproche plus du centre-ville et de l'endroit où travaille Joey. Normalement, selon mes calculs, lorsque j'ai étudié le parcours, dix minutes environ me séparent de ma destination. Lors de mes recherches, je me suis rendu compte qu'en réalité mon domicile était proche du commerce du jeune homme. Pour l'heure, je commence à marcher, arpentant une rue que je connais trop bien. Je l'emprunte souvent quand je me rends à la supérette. Et malheureusement, je sais que dans quelques instants je devrai accélérer l'allure. Après quelques secondes, l'objet de mes craintes apparaît. Une maison à la façade sombre, aux murs sales. Tous les bâtiments de la rue sont mitoyens et se ressemblent. Mais le seul à l'aspect lugubre demeure celui-ci. Il règne une atmosphère étrange, un climat pesant et angoissant. Les jardinières de fleurs séchées n'égayent en rien l'extérieur de la propriété. Plus le temps s'écoule, plus la résidence semble figée dans un lointain passé, telle une aquarelle décolorée, rongée par la pluie. Elle renvoie l'image d'une habitation inquiétante à l'environnement oppressant.

— Quand on connaît le propriétaire…

Je me mords les lèvres, prenant conscience que je parle à voix haute. Je ne dois plus y songer. Je me hâte, dépassant rapidement la maison ténébreuse, et chassant de mes pensées des souvenirs agités. Je me concentre dorénavant sur le chemin que je dois emprunter. Sans aucune erreur, et sans regarder le plan sauvegardé sur mon téléphone, j'arrive devant *À fleur de peau*. Mon sens de l'orientation tient encore ses promesses. La devanture du fleuriste se veut chaleureuse. La décoration mêle des petits chariots de bois sur lesquels sont entreposés différents pots de fleurs et de charmants paniers en osier où sont exposées plusieurs plantes grimpantes. Quand j'approche de la vitrine, l'odeur parfumée de fleurs dont j'ignore le nom me parvient. Ces dernières s'enchevêtrent dans du lierre qui encadre l'enseigne du magasin, conférant un certain romantisme à l'agencement. Comme sur la carte de visite vue dans le portefeuille de Joey, les couleurs restent dans les teintes pastel, très douces. Cela me plaît, même si mon avis est très personnel. J'y détecte du goût et un sens prononcé du raffinement. Le soin apporté aux détails, jusque dans de minuscules accessoires plantés dans chaque pot, doit faire la renommée du commerce. Le carillon de la porte tremble, et je vois sortir un homme avec un immense bouquet. Il s'éloigne en sifflant, enjoué. À mon tour d'entrer. Différentes senteurs se mélangent, sans devenir entêtantes. Je repère les roses, les tulipes, les lys, tandis que le nom des autres fleurs m'échappe totalement. Une femme m'aborde tout de suite :

— Je peux vous aider ?

Je reconnais aussitôt la dame de la photo. Aucun doute, le même sourire, le même carré plongeant sur une silhouette trapue. Maintenant que je la vois en vrai, je trouve son physique typiquement breton. Je fouille dans mon sac, tout en lui répondant :

— Oui, je viens ramener ceci.

Je sors le portefeuille de Joey et, immédiatement, son sourire rétrécit. Elle paraît plus suspicieuse.

— Ah, c'est vous ! ne peut-elle retenir.

À l'identique de Gwenaëlle, j'ai l'impression qu'elle se méfie de moi.

— Excusez-moi, se corrige-t-elle, mon neveu m'a parlé de vous.

J'avais raison, il s'agit bien d'une de ses proches, en l'occurrence, sa tante. Je cherche Joey du regard, toutefois il brille par son absence. Dommage. La fleuriste, prénommée Rachel par Gwenaëlle hier au téléphone, ne l'appelle pas. J'en déduis donc qu'il n'est pas présent, contrairement à ce que j'espérais. La parente de Joey se détend quand je lui donne le précieux portefeuille, même si elle m'observe toujours, cherchant à me sonder. Attend-elle de moi une quelconque remarque ?

— Je vous remercie d'avoir fait le déplacement, conclut-elle. Je peux vous offrir un bouquet en dédommagement ?

Je refuse poliment.

— Non merci, c'est gentil à vous de proposer.

Je n'ai pas rapporté le portefeuille de Joey pour obtenir une récompense. D'ailleurs, je me rends compte que le pseudo-lien que représentait cet objet, et qui nous unissait quelque part, vient de disparaître. Je ne sais dire pourquoi, mais cela me désole un peu, sans compter que je n'ai pas pu revoir le jeune homme. Je salue la fleuriste, recule et m'apprête à attraper la poignée de la porte lorsqu'une voix masculine et familière s'élève dans l'arrière-boutique :

— Tatie, j'ai fini la commande pour M. Chang.

Je me fige, reconnaissant la voix de Joey. Celui-ci apparaît au bout de quelques secondes derrière le comptoir, vêtu d'un tablier blanc et vert aux couleurs du magasin. Il s'arrête de parler en me voyant. Il sursaute et se rue dans ma direction, le visage illuminé par une espèce d'euphorie positive, plus enthousiaste que jamais. Assister à une telle réaction me fait plaisir, plus que je ne l'aurais cru. Finalement, je suis rassurée d'avoir pu le voir une dernière fois.

— Leslie, la superhéroïne ! s'extasie-t-il. Tu es venue.

Je hoche la tête, désignant le portefeuille dans les mains de sa tante. Gentiment, je le sermonne :

— Tu as été étourdi sur ce coup-là.

Il ne laisse pas sa tante intervenir, et enchaîne aussitôt :

— Viens, je vais tout te montrer.

Il n'attend pas mon approbation et me présente d'abord le coin des orchidées. Il m'apprend qu'il en existe vingt et une variétés dans la boutique, de l'espèce géante aux grappes de fleurs, à la Singolo, qui comme son nom l'indique possède une fleur unique. Ce ne sont pas mes fleurs préférées, car elles demandent un entretien trop délicat. Pour autant, celles que m'expose Joey jouissent de couleurs extraordinaires. Petit à petit, nous progressons dans le magasin, où je discerne les zones créées à l'intérieur. Il y a l'espace des fleurs coupées, pour composer des bouquets personnalisés, celui des plantes d'ornement. Je découvre des noms incroyablement longs que Joey maîtrise malgré tout sur le bout des doigts. Des compositions déjà réalisées, aux dominantes mandarine, carmin ou rosées, attendent un acheteur dans une autre partie du commerce. Le fleuriste ne s'arrête plus.

— On a aussi des catalogues pour les mariages ou les événements particuliers. Mais ce que je préfère, ce sont les demandes exceptionnelles des clients.

— Les demandes exceptionnelles ?

— Oui, explique-t-il. Tu ne peux pas t'imaginer le nombre de commandes folles qu'on reçoit. Les clients ont souvent des idées super originales. Répondre à leurs attentes représente la part de notre métier la plus inspirante.

Joey parle, les yeux brillants. Je ressens sa motivation à relever les challenges et la passion qui l'anime pour son travail. Je suis contente d'apprendre combien cet homme à la vie certainement plus compliquée que les autres, à cause de sa différence, s'épanouit de la sorte dans son métier. Je le félicite :

— C'est vraiment super que tu te sentes si bien ici. Tu as de la chance, tu sais. Tout le monde ne vient pas au travail dans la bonne humeur.

— Ce n'est pas ton cas ? m'interroge-t-il subitement.

Par moments, si. Seulement, certains jours sont plus difficiles que d'autres.

Plutôt que de répondre, j'esquive sa question et porte mon

intérêt sur leur organisation.

— Vous êtes tous polyvalents ? Ou vous avez des spécialités ?

— Non, réfute-t-il. On fait tous la même chose.

Tout à coup, la tante de Joey s'immisce dans la conversation :

— Mon neveu se montre trop modeste, car ses compositions sont les plus appréciées par les clients.

Elle lève le menton et son ton trahit sa fierté. Soudain, Joey grogne doucement, en se baissant vers les roses rouges. Il sort un sécateur de son tablier et taille certaines fleurs qui semblent avoir un défaut, selon ce que je suppose. Autant hier ses yeux se fondaient dans les miens avec une profonde douceur, autant là ils deviennent des radars n'épargnant rien. La moindre feuille de travers, une tige trop longue ou des pétales flétris, aucune imperfection n'échappe à ce détecteur infaillible. Je revois son visage fermé, automatique, et je comprends maintenant. C'est une part de son fonctionnement. Lorsqu'il se concentre, il devient une machine imperturbable. Ce comportement prouve l'exigence qu'il s'impose dans son travail. Admirative, je le suis lorsqu'il m'entraîne dans l'arrière-boutique, où sont stockées les réserves de fleurs et les compositions commandées par les clients. Tout en observant les fleurs fraîches, je rebondis sur l'information apprise la veille :

— Il paraît que c'est toi le patron ?

Le fleuriste caresse les pétales des tulipes pour les lisser.

— Nous sommes cogérants avec ma tante, déclare-t-il, désinvolte, démontrant une normalité qui, moi, m'épate.

— C'est incroyable ! J'imagine qu'il y a beaucoup de responsabilités.

L'épaule droite de Joey se soulève en signe de désapprobation.

— Pas tant que ça. Tatie a décrété ce partage de gestion depuis l'obtention de mon diplôme. Je l'aide beaucoup pour la comptabilité, donc elle a insisté pour qu'on soit au même niveau.

Joey prend un air détaché en me racontant cette histoire, cependant je devine à un léger froncement de sourcils qu'il n'a pas terminé son anecdote. Il soupire :

— Je suis sûr que Tatie a fait cette démarche pour sécuriser mon avenir. Tu vois... c'est une forme... d'héritage.

La clairvoyance de Joey paraît évidente. Il cache, semble-t-il, cette conclusion à sa tante. Je me demande lequel des deux protège le plus l'autre. En voyant leur bienveillance réciproque, mais mise sous silence, l'émotion me gagne. Joey ne s'attarde pas sur le sujet, son esprit a sans doute déjà longuement analysé la situation. Il tape dans ses mains et me propose de visiter la suite. Curieuse d'en connaître encore un peu plus sur la vie de ce jeune homme attendrissant, j'accepte sans hésitation.

Toutefois, je m'aperçois vite de mon erreur. Une fois une porte blanche à large verrou franchie, j'arrive dans une pièce qui ne ressemble en rien à l'arrière-boutique d'un fleuriste. Je découvre à la place un salon avec tout le nécessaire, télévision, fauteuils et table rectangulaire, prolongé plus loin par une kitchenette séparée du reste par un immense bar surplombé de plusieurs étagères.

— Voici mon studio, annonce Joey en redressant la tête.

Interloquée, je garde la bouche entrouverte, ne m'attendant pas à visiter son chez-lui. D'abord gênée, je retrouve mes esprits en observant la joie irradier le jeune homme. La fierté se lit sur son visage quand il raconte :

— Je voulais mon indépendance.

J'ose avancer de quelques pas dans la pièce. Rangé avec le même soin que son portefeuille, son intérieur se veut un véritable appartement témoin. Les coussins des deux fauteuils sont centrés au millimètre près, les chaises imbriquées sous la table demeurent parfaitement alignées et l'ensemble de la décoration obéit à une règle géométrique. J'ai le sentiment de perturber cet univers formé de parallèles et de perpendiculaires. Une tache d'encre dans une peinture cubique. Je ne sais pas si Joey remarque vraiment la timidité dont je fais preuve, pourtant il analyse :

— Je suis très ordonné. C'est plus fort que moi.

Je ne tiens pas à l'attrister, je le rassure :

— Ne t'inquiète pas pour moi. Par contre, je ne veux pas perturber tes habitudes.

Tout enjoué, presque survolté, il attrape une chaise et la tire vivement vers moi, me proposant de m'asseoir. Il s'active le premier, me montrant l'exemple.

— Si c'est toi, ça m'est égal, affirme-t-il.

D'habitude, une telle attitude si impétueuse m'aurait effrayée. Néanmoins, celle-ci ne démontre pas une brutalité déraisonnée, elle traduit plutôt l'exaltation qui bout en Joey. En confiance auprès de lui, je m'installe sagement sur sa chaise et le questionne :

— Tu n'habites plus chez tes parents ?

Je me crispe en écoutant sa réponse.

— Oh non ! Ils sont morts quand j'avais deux ans.

Aucune pointe de tristesse ne s'entend dans sa voix. Pour autant, je me doute que le sujet reste douloureux pour lui. Naturellement, il se confie à moi, comme si nous nous connaissions depuis longtemps. Suis-je la seule à avoir ce privilège ? L'histoire de Joey est profondément touchante. Un incendie, au cœur de la maison familiale, a fauché de plein fouet la vie de M. et Mme Raturneau. Une fin tragique qui a épargné l'enfant, le laissant malheureusement orphelin. Recueilli par sa tante, la sœur de son père, Joey a grandi parmi les fleurs.

— Et puis très vite, à l'école, on a remarqué ma différence.

Toujours la même neutralité quand il précise :

— Autant les maîtresses que les autres élèves.

Il triture ses doigts et je perçois ce geste comme le signe d'un stress. L'évocation de ses souvenirs ne le met pas à l'aise.

— Les enfants peuvent être cruels avec ceux qui ne rentrent pas dans le moule, je suppose.

— Les instits également, nuance-t-il.

Depuis hier, je tente de décoder les émotions qui traversent Joey, mais qui ne transparaissent pas dans ses paroles. Je me concentre sur ses gestes ou le changement des traits de son visage. À ses grimaces, je ressens que son enfance est marquée par un certain nombre de blessures. Je frémis. Bien que refermées, celles-ci ont laissé des cicatrices indélébiles.

Joey reprend brièvement le cours de son histoire. Jusqu'à l'année dernière, il vivait avec sa tante dans l'immeuble en face de la fleuristerie. Quand il a voulu habiter seul, sa parente lui a proposé de prendre le studio attenant à la boutique, inoccupé depuis le départ de l'ancien employé remplacé par Gwenaëlle, il y a environ quatre ans. Ma conscience me murmure que Rachel, propriétaire des deux entités, a volontairement gardé l'appartement vide dans l'optique de loger son neveu.

— C'est petit, mais je m'y sens bien, certifie-t-il.

Il se lève d'un bond et ouvre une première porte, celle de la salle de bains, puis une deuxième, sa chambre. Fougueux tel un enfant faisant le show, pressé de montrer ses bons points, il m'invite à venir regarder. Réjoui, Joey ne se rend pas compte de son innocence. Si je devais le qualifier, le premier mot se présentant à mon esprit serait « rafraîchissant ». Je n'ai pas le temps de refuser que Rachel passe une tête dans l'encadrement de la porte et hèle son neveu :

— Joey, des clients !

Le devoir l'appelle. Je me lève à sa suite et nous pénétrons l'un derrière l'autre dans la boutique.

Rachel conseille un couple hésitant, tandis que le jeune fleuriste va tout de suite au-devant d'un homme aux cheveux grisonnants. Ce dernier daigne à peine lui répondre, le prévenant qu'il regarde simplement pour le moment. À cet instant, un doute m'assaille. Ce potentiel client ne cherche pas d'aide. Rachel s'est-elle servie de lui comme excuse ? Une femme et sa fillette pénètrent à leur tour et interrompent mes soupçons. Cette fois-ci, la cliente réclame un vendeur. Joey s'exécute alors que, doucement, je me dirige vers la sortie. J'observe la scène et constate à nouveau sa difficulté à fixer les gens. Quand on ignore son trouble, on se persuade qu'il est juste concentré sur sa tâche. Le bouquet de la maman prend forme, et le temps est venu pour moi de quitter Joey et son univers. Je m'adresse d'abord à Rachel :

— Merci pour votre accueil. Vous avez un magasin vraiment magnifique.

Puis, un peu émue, je salue son neveu :

— Au revoir, Joey. Je suis contente d'avoir pu te rendre ton portefeuille. Prends soin de toi et bonne continuation.

Je sors et avance vite pour éviter de me retourner. Maintenant, je vais poursuivre le cours tranquille de ma vie. Bizarrement, cette perspective m'attriste. En peu de temps, je ne saurais dire pourquoi, je me suis attachée à cet homme dont la fraîcheur m'a particulièrement touchée. Moi qui mésestime souvent l'être humain de par ma propre expérience, l'honnêteté de Joey m'éblouit. Elle fissure mes certitudes selon lesquelles tout le monde ment, où les apparences ne sont que des illusions. Mes poings se serrent si fort que mes ongles abîment mes paumes. Je le réalise à peine. Je dois me reprendre. Respirer. Tourner la page. Je ne sais même pas pourquoi je me mets dans un tel état. Je me focalise tellement sur mon manque d'oxygène que je n'entends pas mon prénom. Une main accroche soudain mon épaule et me surprend :

— Leslie, attends.

Je me retourne vers Joey dont le visage trahit son anxiété.

— Pourquoi pars-tu si vite ? demande-t-il en me fixant intensément, une ride creusée sur son front par ses sourcils plissés.

Ses mains tremblent légèrement, il semble ne pas comprendre mon départ. Je ne trouve aucun argument. Réaliste, je sais juste que l'heure des au revoir a sonné.

— Tu fais une tête bizarre, note Joey.

Ses yeux perçants brisent ma carapace, pourtant solide. Du moins, je le croyais. Il paraît lire dans mes pensées lorsqu'il me souligne :

— On n'est pas obligés de se quitter sans ne plus jamais se revoir.

Cette phrase prononcée négligemment me percute violemment. Je ne veux pas d'un ami, encore moins d'un amoureux, alors pourquoi cette proposition déguisée me procure un tel effet ? Pourquoi je m'y accroche tant, comme si ma vie en dépendait ? Joey m'observe et finit par sourire. Posément, il murmure :

— Je crois qu'on ne s'est pas tout dit.

J'ignore ce qu'il sous-entend, cependant je sens tout au fond de moi qu'il n'a pas tort. Le temps reste suspendu quelques secondes, abritant notre nouvelle complicité éclose par magie. À ce moment, j'ai l'impression que le monde tourne trop vite pour nous. Rattraper la réalité me demande un effort surhumain.

— Tu peux me donner ton numéro ? me sonde-t-il.

Je ne parviens pas à réfléchir de façon éclairée. Mes pensées s'enchevêtrent dans mon esprit, telles des mangroves aux racines tentaculaires. J'hésite. J'hésite et pourtant je connais d'avance la réponse. Les barrières m'empêchant de franchir le pas fléchissent. Je ne sais pas où cela me mène, je ne sais pas si je fais le bon choix, je ne sais même pas pourquoi c'est si compliqué pour moi, mais je suis sûre d'une chose, je veux revoir Joey. Je commence à lui donner les premiers chiffres quand je comprends qu'il n'a pas son portable sur lui et n'a rien pour les noter.

— Ne t'inquiète pas, rit-il en gonflant son biceps gauche. Je n'oublie jamais rien. Je ne suis pas un superhéros, mais ça, c'est un de mes superpouvoirs.

Si un autre homme m'avait sorti cette parade, j'aurais halluciné d'un tel culot et serais restée dubitative, voire navrée. Venant de Joey, c'est différent. Je ne doute pas de ses paroles. Lentement, je dicte l'ensemble de mon numéro et l'observe le répéter ensuite, sans aucune faute. Tout à coup, il sursaute, se tapant la main sur le front.

— Ma cliente ! Je suis désolé, je dois y aller.

Il recule, sans me lâcher du regard.

— Je te contacte rapidement, promet-il. À bientôt.

Je lui fais un signe de la main et me remets en route, beaucoup plus légère désormais. Même la maison aux allures fantasmagoriques m'apparaît un peu moins effrayante sur le chemin du retour. Toutefois, quand je m'écroule sur mon lit, submergée par les émotions de cette fin d'après-midi, un détail me revient en tête. Je me redresse aussitôt et m'assois sur les draps aux motifs graphiques. Joey a bel et bien oublié son portefeuille hier. L'espace d'un instant, je m'interroge. Est-il simplement vantard ou bien fin stratège ?

Chapitre 4

Le lendemain, nous sommes vendredi. Je me retrouve de poste du soir, soit de 13 h 45 à 21 h 15, côté distribution. Comme la plupart des fins de semaine, de nombreux services transfusent leurs patients avant le week-end, durant lequel le personnel se raréfie. L'activité fonctionne donc à plein régime, tout au long de l'après-midi. Des Urgences, on nous prévient de l'arrivée d'une jeune femme renversée par un bus. Cette dernière a perdu beaucoup de sang. Les médecins nous demandent tout de suite énormément de produits. Quatre concentrés globulaires, quatre plasmas et une plaquette. Le « pack » maximum autorisé pour commencer une transfusion. D'office, par expérience, mes collègues et moi savons que ce n'est qu'un début. Chaque produit possède sa spécificité et son importance dans l'acte transfusionnel. Les concentrés globulaires apportent les globules rouges nécessaires au transport d'oxygène. Les plasmas, quant à eux, véhiculent l'ensemble des protéines plasmatiques, principalement les facteurs de la coagulation. Les plaquettes, indispensables à la cicatrisation, contribuent à arrêter les saignements actifs. Tous ces produits cumulés permettent de stopper de grosses hémorragies et, par conséquent, de sauver des vies. L'homme oublie trop souvent que son essence provient de son sang. Sans ce précieux fluide, nous ne serions que des robots en manque de batterie. Mes collègues et moi procédons à une espèce de chorégraphie bien rodée. J'ai la chance d'être de garde avec des techniciens aguerris, dotés d'une certaine ancienneté. Pendant que Camille décongèle les plasmas, les trace dans l'informatique et les réétiquette, Lydéric trie les ordonnances et m'aide dans la gestion des stocks. Jusqu'à dix-neuf heures, nous enchaînons les distributions pour la jeune accidentée, nous fournissons aux médecins prescripteurs les différents produits qu'ils réclament. Puis plus rien. Je profite de ce répit pour prendre ma pause repas ; vingt minutes à déguster une gamelle de pâtes et de carottes assaisonnées au thym. Lorsque je reviens, le calme semble s'être installé durablement. Généralement, un arrêt brutal dans les transfusions correspond à deux possibilités. Soit, hélas, le malade n'a pas survécu, soit, à l'inverse, l'hémorragie se veut contenue et le patient sorti d'affaire. Nous avons rarement la suite de l'histoire, mais nous espérons toujours que notre travail contribue à écrire une fin heureuse. J'évite de trop ruminer. Rester dans l'ignorance vaut mieux que savoir ses efforts vains. Le rythme soutenu de cet après-midi a eu le mérite de m'occuper l'esprit. Difficile pour moi de penser à quelqu'un d'autre que Joey. Hier soir, il a tenu sa promesse de me recontacter rapidement. Son premier texto sortait de l'ordinaire, je ne peux pas dire le contraire :

J'ai vendu un bouquet de freesias et un de roses.

Mes paupières ont papillonné plusieurs fois devant ce message lunaire. Bien sûr, j'ai tout de suite compris d'où il provenait. D'ailleurs, quelques secondes après, un nouveau texto a confirmé ma déduction :

Au fait, c'est Joey !

Je n'ai pas osé lui répondre que je n'avais aucun fleuriste dans mes connaissances à part lui, et qu'aucun de mes contacts ne s'amuserait à m'envoyer ce genre d'information. Je crois que je vais devoir m'habituer à recevoir des messages hors norme de cet homme loin d'être classique. Bêtement, je me suis enthousiasmée. Qui aurait cru que ça me rendrait vraiment joyeuse d'apprendre que des fleurs avaient trouvé vase à leurs tiges ? Alors, je suis entrée dans son jeu, le félicitant pour sa vente. Sans attendre, il m'a envoyé ses remerciements et une nouvelle promesse, celle de se revoir vite. Prudente, toujours dans la retenue, je n'ai pas répliqué, refusant de projeter un quelconque espoir de retrouvailles. Néanmoins, encore une fois, Joey m'a surprise :

Tu vois, on finit par être amis.

Son texto, je l'ai lu et relu en boucle toute la soirée. Encore ce matin, j'ai contrôlé mon historique, vérifiant que je n'avais pas rêvé. Et toute la journée, je me découvre différente parce qu'aujourd'hui je me trouve dans l'attente. Dans l'attente d'un message, de nouvelles, dans l'attente d'un pas de Joey vers moi. Est-ce cette sensation que vivent les malades quand ils patientent en vue de leur transfusion ? Ressentent-ils cette impatience, ce vide qu'ils cherchent à combler ? Ont-ils cette même nervosité face aux risques éventuels, face au danger pouvant malheureusement survenir ? Sont-ils conscients qu'il existe un avant et un après, qu'inexorablement quelque chose va changer ? Savent-ils qu'ils seront toujours les mêmes, bien que différents par un détail ?

— Tu as l'air ailleurs, Leslie, m'interpelle soudain Lydéric, mon collègue quadragénaire à l'intuition affûtée. Tu rêves ?

Je me mords l'intérieur des joues. Décidément, on peut lire en moi trop facilement, même lorsque je cherche à cacher mes émotions à tout prix. Je vais devoir y remédier et me montrer plus imperméable. Je botte en touche, bafouille maladroitement :

— Non, pas du tout. C'est juste… que… je reprends un peu de force après cette grosse cadence de l'après-midi.

Je ne sais pas si j'arrive à le convaincre, mais Camille s'accorde sur l'impressionnant rythme que nous avons tenu tous les trois ces dernières heures. Sans le savoir, elle me sauve la mise en reprenant la conversation. Si Lydéric demeure un observateur discret et percutant, Camille possède la palme de la plus grande bavarde sur terre. Il me suffit de l'encourager à parler pour qu'elle se lance dans un long monologue. En attirant la lumière sur elle, je fuis en catimini les interrogations qui me mettent mal à l'aise. Un bip retentit dans la poche de ma blouse, me provoquant un sursaut. Au fond de moi bondit l'espoir que mon attente soit récompensée. Un pic d'adrénaline, un *shoot* euphorisant, une espèce de transe qui balaye tout *self-control*. Notre biologiste en chef tolère les portables, à condition de limiter leur utilisation et les abus. Tout à coup, Camille s'extasie :

— Il est l'heure !

Elle simule quelques pas de danse et me chantonne :

— Désolée, ma belle, c'est le week-end pour nous.

Mes deux collègues me saluent, leur garde finissant à vingt heures. Ils partent, me souhaitant bon courage pour la suite. Je me retrouve seule jusqu'à vingt et une heures quinze, moment où l'équipe de nuit doit me relever. Je soupire, presque soulagée de ne plus user de feintes devant quelqu'un. Puisque je n'ai plus rien en attente, je m'autorise à sortir mon téléphone et découvrir l'expéditeur du message reçu plus tôt. J'ai un doute. Peut-être est-ce ma mère ? Toutefois, elle préfère les appels aux textos. Elle délaisse le format court de ces derniers, mais s'y essaye de temps en temps. Elle n'aime pas me déranger, encore moins quand elle sait que je travaille. Lorsque je vois sur mon écran le nom de Joey, j'éprouve une certaine satisfaction. Il m'écrit, toujours aussi spontané :

J'aimerais te proposer un cinéma. Je n'y vais pas beaucoup, alors choisis.

Je souris. Je crois qu'il veut me faire plaisir, sans savoir comment. Malheureusement, mon programme m'empêche d'accepter. Je pianote vite :

Désolée, je travaille de soir tout le week-end. Je quitte samedi et dimanche à 21 h 15.

Comme si tout était facile et se réglait simplement, Joey ne s'embarrasse pas des difficultés.

Le cinéma est ouvert les autres jours de la semaine, résout-il en ajoutant un *smiley* qui cligne de l'œil.

Cette émoticône lui correspond. Il donne l'impression d'avoir un coup d'avance sur les problèmes, tout en gardant un air jovial. Je veux lui répondre malgré tout par la négative. Je n'ai pas forcément d'attirance pour le septième art. Le bruit d'une autre notification retentit :

Je ne connais pas ton métier !

Joey cherche à rétablir l'équilibre entre nous. Je me rends compte que, pour le moment, je n'ai rien dévoilé de moi, hormis mon prénom. Si je veux continuer à découvrir mon nouvel ami, bien que cette appellation reste compliquée pour moi, je vais devoir accepter de m'ouvrir à lui. Sinon, notre échange s'arrêtera, faute d'égalité.

Technicienne de laboratoire au centre de transfusion sanguine.

Pour plus de précision, j'ajoute :

Je m'occupe des examens des potentiels receveurs et je sélectionne les meilleures poches à transfuser.

Excellent ! Tu es vraiment une superhéroïne, même dans ton travail.

Je n'ai jamais considéré mon métier comme quelque chose d'héroïque, mais plutôt comme un maillon d'une chaîne médicale dont le but de tous les acteurs est d'apporter une poche de sang du donneur au receveur. Visiblement, ma profession impressionne Joey qui ne tarit plus d'éloges et exulte finalement :

Je savais que je ne me trompais pas !

Interloquée par sa réflexion, je m'étonne :

En me voyant lire ?

Aussi… m'envoie-t-il immédiatement.

À cet instant, j'ai le sentiment que quelque chose m'échappe. Parle-t-il de mon intervention à la librairie ? Du chocolat que je lui ai offert ? Ma générosité n'avait pourtant rien d'exceptionnel. Je réfléchis plus largement. Peut-être que des événements insignifiants à mes yeux lui importent plus que je ne le crois. Étrangement, ne pas savoir m'inquiète. Je pensais m'endurcir et devenir plus forte avec le temps, mais permettre à Joey d'entrer dans ma vie laisse entrevoir mes fragilités. Même si l'envie de le revoir semble me dévorer, je m'interroge. Est-ce raisonnable ? S'il connaissait vraiment ma nature, ses réactions ne seraient pas si dithyrambiques. Je veux le questionner, cependant, un appel sur le téléphone professionnel me coupe dans mon élan. Une nouvelle demande de sang arrive pour notre patiente des Urgences. Stabilisée, toujours en vie, la miraculée doit recevoir à nouveau des concentrés de globules rouges. Le coursier se présente peu de temps après pour récupérer les poches et les rapporter dans le service transfuseur. Rassurée par l'état de santé encourageant de la jeune femme, je respire de soulagement. En me connectant sur la base, je comptabilise une quarantaine de produits tous confondus pour elle, donnés en quelques heures. Elle a eu la chance de s'en sortir. Ma gorge se serre, quand je pense à l'importance de la transfusion. Sans le précieux lien qui unit donneur et receveur, de très nombreuses vies disparaîtraient. Je m'active, cherchant soudain une occupation. Je charge du papier dans les imprimantes pour éviter de trop songer à ces pensées qui me submergent et m'étouffent. Je lutte constamment contre ce moi qui suffoque sous les remords. Il reste vingt minutes avant que mon collègue ne prenne son poste, vingt minutes durant lesquelles le calme du grand laboratoire devient dérangeant. D'habitude, les bruits parasites couvrent le silence. Le grincement des automates, le bourdonnement des enceintes réfrigérées, les alarmes du pneumatique réceptionnant les capsules des services, tous ces sons contribuent à rendre cet endroit vivant. En cet instant où l'activité semble mise sur pause, le manque de bruit est assourdissant. Je repense à Joey, mais cherche comment refuser sa proposition sans le vexer ou le décourager. Me revient en mémoire sa carte de donneur. Dans mon logiciel, je pourrais voir tous ses dons. Curieuse, je m'installe à mon ordinateur et tape son identité dans la base. Un seul Joey Raturneau existe. La fenêtre s'ouvre et je peux observer le nombre de ses dons. Assidu, il vient se faire prélever régulièrement. Tout à coup, je lis son groupe sanguin global, incluant d'autres antigènes que le Rhésus D, le plus célèbre. Le rythme de mon cœur s'accélère en décortiquant les informations. Un bouillonnement s'anime dans mon esprit. J'ouvre d'autres fenêtres, alterne les écrans. Je pense que ce que j'imagine est impossible, que les coïncidences subsistent, mais que je ne peux avoir raison. Mes tempes cognent sourdement, sous l'impulsion du sang qui fouette l'intérieur de mes veines. Je récite et note des séries de chiffres. Je compare, quand soudainement mon cœur cogne plus fort. Mes mains tremblent au moment où je réalise l'évidence. Le hasard n'existe pas. Ma peau brûle par endroits, mes joues, miroirs de mes émotions, rougissent, je le sens. Je respire profondément, tentant de me calmer. La confidentialité est une clause de mon contrat. Donc, ce que je viens d'apprendre, personne ne doit le savoir.

Chapitre 5

En ce samedi matin, mon entrée, les bras chargés dans l'appartement de ma mère, ressemble à une cascade improbable. D'un pied, j'essaye de refermer la porte derrière moi, alors que je tiens mes sachets dans la main gauche et que j'allume le couloir de la droite. Celui-ci a toujours été sombre. En cause, l'absence de fenêtres proches et le papier peint brun foncé qui accentue le phénomène. Du fond de la pièce située à l'opposé, une voix claire s'élève :

– Leslie, ma chérie, c'est bien toi ?

– Oui, Maman, la rassuré-je tout de suite.

Elle sait qu'à cette heure de milieu de matinée ses aides à domicile s'occupent d'autres personnes. Malgré tout, à chacune de mes visites, elle réitère la même question, une sorte d'habitude routinière. Je fonce dans la cuisine et remplis méthodiquement le frigo, puis ses étagères, toujours dans le même ordre. J'entends ma mère s'approcher lentement. Le son répétitif d'une canne sur le sol s'entrecoupe d'un bruit de claquettes. Maman se sent plus légère avec, mais ces chaussures ne me rassurent pas. Elles ne lui tiennent pas parfaitement les pieds et le risque de chute demeure non négligeable. Son médecin le lui a déjà fait remarquer, hélas, Maman reste têtue. Elle arrive finalement dans la cuisine au moment où je range le dernier paquet de café. Je plie rapidement les sacs en jute réutilisables avant d'aller l'embrasser. Toujours aussi élégante, elle me serre contre elle de son bras libre. Ses boucles caressent mon visage lorsqu'elle me fait la bise. Par réflexe, j'essuie ma joue, car son rouge à lèvres déteint toujours un peu. Au premier abord, notre ressemblance n'est pas flagrante. Ses cheveux bruns frisés tranchent avec la blondeur des miens. Mes yeux gris clair diffèrent de ses prunelles marron foncé, et même nos carrures n'ont rien en commun. Maman a toujours été très mince et élancée, à la limite de la maigreur, alors que mes courbes féminines ne peuvent être cachées. Hormis ces différences, nous ne pouvons nous renier. La forme de nos visages, les fossettes qui encadrent nos bouches identiques et le même grain de beauté sous notre œil gauche contribuent à démontrer notre lien de parenté. Impossible de nier que nos traits correspondent quand on prend le temps de nous observer.

– Tu pouvais rester tranquille, Mamounette.

– Je peux quand même venir t'accueillir. Déjà que tu insistes pour faire les courses à ma place…

À son soupir se mêle une pointe de contrariété. Maman

n'accepte toujours pas que je l'aide. Je ne lui laisse cependant pas le choix :

– Allez, je le fais avec plaisir, tu le sais.

J'enroule mes bras autour de son cou pour la câliner délicatement. Elle n'y résiste pas.

– Ça me donne un argument supplémentaire pour venir te voir.

Ma remarque, suppléée par un tendre bisou, l'oblige à se taire. Elle tapote mes cheveux dans une caresse maladroite et m'invite à la suivre. Dans le couloir qui mène au salon, je lui cite ce que j'ai acheté pour elle. J'ai respecté sa liste, bien qu'un élément me surprenne :

– J'ai pris le poulet entier que tu voulais, mais tu n'as pas oublié que je ne viens pas demain ? Je travaille.

Ma mère avance doucement en admettant :

– Non, je regarde ton planning, ne t'inquiète pas.

Elle met un temps d'arrêt avant de reprendre :

– J'ai envie d'organiser un repas pour mes aides. Ils sont si gentils avec moi.

Étonnée, je n'ose pas émettre de commentaire qu'elle pourrait mal interpréter. D'une certaine façon, j'aimerais dire à ma mère qu'ils sont payés pour faire ce boulot, et que leur devoir implique le respect. Il ne manquerait plus qu'ils mordent. Cependant, l'équipe qui tourne ces derniers mois auprès d'elle sort véritablement du lot. Lili, Bernadette et Qiang, le dernier venu, font preuve d'une réelle empathie, au-delà de leur métier. Bien que je ne les croise pas souvent, je les admire chaque fois que je les vois. Ils possèdent un vrai sens de l'humanité et considèrent leur travail comme une vocation et non comme un gagne-pain. Et je me doute que leurs journées auprès de leurs différents patients doivent être lourdes, tant physiquement que psychologiquement. Je me demande pourquoi tout à coup ma mère tient à ce repas, néanmoins, je garde mes réflexions pour moi. Au contraire, je l'encourage :

– C'est une bonne idée. Et tu le prévois pour quand ?

Quand elle m'annonce que ce sera mercredi soir et que ses trois invités ont répondu présents, je m'étonne de plus en plus. D'habitude, Maman me raconte tout et je suis la première au courant de ses décisions. Je visualise mentalement mes horaires de la semaine prochaine et râle :

– Maudit planning ! Je termine à dix-huit heures, je ne pourrai pas t'aider.

– Pas de souci, renchérit-elle. Qiang vient plus tôt et installera la table. Par contre, tu sais que je ne veux personne dans la cuisine.

Ça, c'est une évidence. Depuis l'accident, elle a toujours refusé qu'on lui prépare ses repas. Même au début, à son retour au domicile, elle s'astreignait à manier ses casseroles. Nous arrivons enfin dans le salon. Maman boite beaucoup ce matin. J'ai l'impression que notre parcours, pourtant réduit, dure depuis de trop longues minutes. Par moments, de minuscules trajets comme celui-ci paraissent interminables. Au prix d'un effort important, elle parvient jusqu'à son fauteuil, et s'y laisse finalement tomber. Elle retient une grimace. Je sais qu'elle a mal, mais elle ne me dira rien. Elle commence à parler de sa recette pour détourner mon attention, pendant que je prends place en face d'elle. Elle ne veut surtout pas partager sa souffrance avec moi ni même se plaindre. La voir contenir son mal-être est presque plus difficile que de constater les dégâts physiques sur son corps meurtri. Maman fait preuve d'un courage exceptionnel, une force qui m'impressionne. Décidément, je ne serai jamais à sa hauteur. L'accident qui a changé sa vie a eu lieu il y a environ cinq ans. Elle a tant perdu… et pourtant aujourd'hui, encore, elle garde la tête haute, sans se laisser absorber par la déprime. Elle sera toujours mon modèle. Je crois que cette réflexion s'installe d'une façon ou d'une autre chez bon nombre de femmes, seulement, pour moi, ce dogme s'incruste dans ma peau comme un tatouage indélébile. À la fois ma mère, mon amie, ma confidente, elle a su m'élever seule, sans présence masculine, mon géniteur préférant sa liberté à sa paternité. Je connais son identité. Je refuse cependant d'établir un quelconque contact avec lui. L'unique information qui compte à mes yeux se limite à la réalité. Il nous a abandonnées. Honnêtement, du plus profond de mon être, son sort m'indiffère. Il ne m'a jamais manqué. La complicité qui nous unit, ma mère et moi, s'en trouve beaucoup plus belle et forte. Je n'ai jamais ressenti le moindre vide avec elle, et certainement pas un manque d'amour. Toutefois, malgré le bonheur que j'ai vécu, j'ai réalisé dernièrement combien cette situation a été dure pour elle. Clairement, elle a fait passer mon bien-être avant le sien. Et même si elle crie le contraire sur tous les toits, que sa vie de mère la comble plus que tout, j'ai conscience de tous ses sacrifices et de ses difficultés. Ce qui rend son accident d'autant plus injuste. Mes poings se serrent quand mes yeux se posent malgré moi sur sa jambe écorchée, recouverte de cicatrices. La tristesse m'envahit et paralyse mon corps. Que ne donnerais-je pas pour effacer sa souffrance ? Je m'interdis de lui montrer ma peine, et je terre le plus possible ces sombres sentiments, jusqu'à lui afficher mon plus beau sourire. Combien de temps tiendrai-je avant de vaciller, avant que mon cœur explose ?

– Leslie ? m'appelle-t-elle d'une voix aiguë. Qu'en dis-tu ?

Je lève soudain la tête. Je crois avoir perçu, à travers mes pensées, le nom de divers ingrédients tels que des tomates et des haricots. Précipitamment, pour cacher mon inattention, je réplique :

– Tu es une excellente cuisinière. Ça ira quoi que tu fasses.

Je pense répondre correctement, car elle rosit et me remercie du compliment. Le quotidien de ma mère se diversifie peu. La position debout reste difficile à garder, tout comme la marche trop longue. Ses déplacements se limitent donc à un périmètre restreint. Sa profession d'infirmière lui manque énormément depuis qu'elle a été reconnue invalide. Après des années au service des autres, à les soigner et les soutenir, devenir elle-même patiente, isolée de la société, pèse sur son moral. À nouveau, elle tait ses ressentiments, alors que ses regards mélancoliques ne m'échappent pas. Combien de fois l'ai-je surprise, la larme à l'œil, observant le monde par sa fenêtre. Je la connais par cœur. Elle ne peut me dissimuler sa nostalgie et le spleen qui la dévorent par moments. Ses rares sorties consistent à se rendre chez le coiffeur installé au bout de la rue et à la boulangerie située juste en face.

– Ma chérie, souligne-t-elle subitement, tu n'es vraiment pas obligée de venir m'apporter mes courses.

Mes sourcils s'arquent sous la surprise. Elle insiste rarement quand mes réponses ne laissent place à aucun compromis. Ne voit-elle pas qu'elle me blesse en revenant constamment sur le sujet ?

– Pourquoi me redis-tu cela, tout à coup ?

Les épaules de ma mère se soulèvent, tandis qu'elle regarde le plafond, gênée.

– Tu as ta vie. Tu ne dois pas te sentir contrainte de faire quoi que ce soit vis-à-vis de moi. Tu viens une fois dans la semaine, tous les week-ends, tu m'appelles presque tous les jours…

Elle s'éclaircit la voix pour poursuivre :

– Tu es adorable, mais tu dois penser à ton avenir. Je ne veux pas que tu te prives de faire de nouvelles rencontres parce que tu viens me rendre visite.

Sa réflexion m'agace, au point que je m'écrie :

– Ça ne m'empêche pas de voir d'autres personnes ! Par exemple, j'ai fait la connaissance de Joey.

Son visage semble absorber un choc, tant ses yeux s'écarquillent, son regard s'enfonçant dans le mien. Je me mords l'intérieur des joues, réalisant mes paroles précédentes. Je me lève et me retourne pour cacher mes joues rougies, ne sachant pas pourquoi je parle soudainement du fleuriste. D'ailleurs, je ne sais même pas si je dois raconter les événements de ces derniers jours. Bien que j'aie eu ma mère au téléphone tout au long de la semaine, je n'ai jamais abordé ce sujet avec elle. Ce constat me percute. D'habitude, je lui expose chaque détail de mes journées. Partager avec elle mon quotidien est une façon de l'intégrer à un dynamisme auquel elle n'appartient plus. Alors, pourquoi taire ma rencontre avec Joey, datant maintenant d'il y a trois jours ? Je frémis en songeant que relater nos différentes conversations rendrait plus réel notre début d'amitié. Aurais-je peur de concrétiser ce sentiment ?

– Tu as rencontré un garçon ? m'interroge soudain Maman.

Au ton de sa voix, je perçois un mélange d'espoir et une certaine exaltation. Je pivote rapidement et brasse frénétiquement l'air avec mes mains, en bégayant :

– Non, enfin... si, c'est un homme. Mais ce n'est pas ce que tu crois. Il est fleuriste.

Maman m'observe. Je soupire, comprenant mon manque de clarté. Je m'embrouille et cela doit être suspect aux yeux de ma mère qui ne cesse de lever ses sourcils, dans l'attente de la suite de l'histoire. Elle ne doit pas mal interpréter mes premières paroles ni présager à tort ce que Joey représente pour moi. Je me calme. Je n'ai rien à cacher. Je dois me servir de cette opportunité pour lui prouver que le fait de venir la voir régulièrement ne m'empêche en rien d'avoir une vie sociale. Je me rassois, et posément, j'explique comment Joey m'a abordée puis la discussion qui a suivi au café, où il m'a révélé sa particularité d'autiste.

– Il a ensuite oublié son portefeuille, et j'ai trouvé le moyen de le lui rapporter.

Comme je m'arrête, Maman semble attendre.

– Et ? demande-t-elle.

– Et... rien d'autre.

Je ne peux duper ma mère qui incline son visage dans une moue dubitative.

– OK, finis-je par confesser. On s'est échangé nos numéros.

Maman sourit comme jamais, en claquant des doigts.

– Ne va rien imaginer, l'imploré-je. C'est vrai qu'il me touche. Son histoire, son trouble et sa façon d'être m'émeuvent.

Bien d'autres éléments encore, seulement, ceux-ci, je dois les garder pour moi. Je pointe mon index vers ma mère et insiste :

– Tu sais que je suis bien toute seule. Joey est et restera un simple copain. J'aimerais juste apprendre à le connaître un tout petit peu plus. Il le mérite.

– Très bien, souffle Maman en se calant dans son fauteuil, j'ai compris.

La déception envahit son visage jusque-là enjoué. À mon air interrogateur, elle explique :

– Tu es parfaitement claire sur tes intentions vis-à-vis de cet homme. Si ce Joey entre amicalement dans ta vie, j'en suis très satisfaite pour toi.

Je me crispe, attendant le « mais » qui va suivre. Toutefois, Maman n'ajoute rien. Son silence m'interpelle, alors que je me préparais à tout entendre. Je suis persuadée qu'elle aimerait une annonce sur ma vie sentimentale. Comme tout parent, encore plus pour elle vu sa situation, elle souhaiterait me voir heureuse, que je puisse m'appuyer sur quelqu'un. Garde-t-elle ses espoirs pour me préserver ? Pour éviter de me mettre la pression ? J'ai l'impression que la vérité se trouve ailleurs. À force de la fixer, mes yeux s'assèchent et me tirent un peu. Je cligne plusieurs fois des paupières, tandis que mon instinct hurle à l'intérieur de moi. Me cacherait-elle une information ?

– Maman, tu veux me dire quelque chose ?

Elle reprend tout de suite un visage apaisé et souriant, en réfutant :

– Non, ma chérie. En revanche, j'aimerais beaucoup que tu me parles de ce nouvel ami. J'ai bien compris qu'il ne représentait rien de plus, seulement je suis un peu curieuse. Sa situation ne doit pas être facile. Ce côté « Asperger » doit être assez handicapant, non ?

J'ai le sentiment que Maman change de sujet exprès, mais je dois arrêter d'être constamment sur mes gardes. J'aimerais lui répondre, pourtant j'ignore comment. Je méconnais une telle quantité de données qu'il m'est impossible d'avoir un avis franc. Elle devine mes lacunes et tente de se souvenir de ses cours médicaux sur les troubles autistiques. Peu à peu, ce sujet s'éloigne pour laisser place à des anecdotes croustillantes de ses années de formation. Lorsque je pars pour aller déjeuner, plus tard dans la matinée, Maman me souhaite bon courage pour mes gardes de l'après-midi et du lendemain. Sur le chemin, je repense à sa question sur la particularité de Joey. Lundi, ce sera l'une des interrogations que j'adresserai au principal intéressé. Ce que Maman ignore encore, c'est que j'ai donné rendez-vous à Joey. Hier soir, j'ai finalement répondu à son invitation. Plutôt que le cinéma, je lui ai proposé d'aller marcher au bord de la plage la plus proche. Par chance, son jour de repos coïncide avec le mien. Je désire éclaircir pas mal de zones de mystère et j'ai l'impression que des surprises m'attendent. Je parlerai de ce rendez-vous à Maman, mais plus tard. Pour l'instant, je garde précieusement le secret de ce face-à-face. Cette petite cachotterie ressemble à un trésor dont je suis la seule à connaître l'existence. J'ai envie de couver et chérir cette richesse impalpable que représente notre futur tête-à-tête.

Chapitre 6

L'avantage d'habiter proche de la mer réside dans la possibilité de sortir n'importe quand, sans but précis, juste pour le plaisir de se promener le long du littoral. Ici, en Bretagne, les paysages changent au gré des saisons et des caprices de la météo. Au même endroit, l'océan arbore des teintes différentes, selon la marée ou l'inclinaison du soleil, révélant des panoramas magnifiques. Parmi toutes les plages et les points de vue que je connais, la pointe de Kernisi domine le podium. Je ne sais pas pourquoi. Une atmosphère apaisante, presque mystique, y règne. J'ai donné rendez-vous à Joey ici même, dans ce lieu qui me rassure. Comme moi, il doit venir en bus. Depuis vendredi, à la suite de ma proposition, ses messages reflètent une joie exacerbée. Content de me retrouver dans un cadre que j'affectionne, il ne cesse de m'envoyer des textos dans lesquels il ne dissimule pas son impatience. Et quand je le vois descendre de son car et arriver avec son sourire toujours aussi éclatant, je devine la sincérité de son enthousiasme. Son pas s'accélère lorsqu'il m'aperçoit, me saluant déjà par de grands gestes. Je l'attends au bout de cette même rue, juste à l'orée de la plage uniquement accessible par un ponton lézardant dans la végétation de l'estran. Enfin devant moi, il commente tout de suite :

— J'avais peur de te manquer. C'est la première fois que je viens sur cette plage.

— Il n'y a qu'un accès praticable pour atteindre le bord de l'eau, précisé-je. Impossible qu'on se loupe.

Joey regarde autour de lui pour vérifier mes paroles, ce qui m'amuse. Je lui propose :

— On avance plus près ?

Il accepte d'un mouvement de tête, alors nous commençons notre promenade. Rapidement, je sens l'odeur familière de l'iode, parfum annonçant la proximité de la mer. J'aimerais amorcer la conversation. J'ai beaucoup de questions à lui poser, mais maintenant qu'il se trouve à mes côtés, je ne parviens plus à penser posément. Décontenancée, je comprends que rester en tête-à-tête est plus intimidant que prévu. L'interroger sans prérogatives apparaîtrait étrange et indiscret. Plus mes pas s'enchaînent, plus mon courage s'effrite.

— Que veux-tu savoir ? s'enquiert soudainement mon ami.

Je m'arrête pour le dévisager. Il a vraiment le don de prescience ? Joey sourit, satisfait de son petit effet.

— Tu as privilégié une sortie dehors, loin des expositions ou des films qui empêchent les conversations. J'en déduis que tu as envie de discuter avec moi.

Bouche bée, je mets quelques secondes avant de siffler d'admiration :

— Logique.

L'opportunité qu'il m'offre me dédouane de ma timidité. Donc, même si je cherche encore certains de mes mots, je reprends :

— J'aimerais savoir pourquoi tu tenais tellement à me revoir ?

— Parce que je veux ton cœur.

Je m'arrête une nouvelle fois, sous la surprise. Pendant un instant, en ayant conscience de son côté terre à terre qu'il m'a laissé entrevoir, je me demande s'il ne sous-entend pas un don d'organes. Je souris à cette pensée, certainement consécutive à une déformation professionnelle. Cependant, quand je le vois me dévisager avec une tendresse non dissimulée, je comprends qu'il ne plaisante pas. Je veux user de diplomatie. Aussi doucement, j'explique :

— Je ne cherche pas d'amoureux. J'espère que tu n'as pas mal interprété ce rendez-vous. Je tiens à ce que ce soit clair pour toi.

Joey m'écoute attentivement, sans se départir de son sourire. Poussée dans mes retranchements, je me justifie :

— Ce n'est pas le bon moment. J'ai trop de choses à régler

dans ma vie avant de songer à me mettre en couple.

Sans s'énerver ou perdre pied, mon ami me sonde :

— Je peux t'aider à résoudre ces « choses ». De quoi s'agit-il ?

Je déglutis. Je ne pensais pas, au début de notre rendez-vous, me retrouver si rapidement en difficulté. Mes lèvres se pincent et bloquent mon murmure. J'entortille mes cheveux entre mes doigts et les replace derrière mon oreille. Je ne dois surtout pas céder. Finalement, je souffle :

— Je dois te décourager. Je ne peux t'offrir que mon amitié. Et crois-moi, c'est mieux pour toi, c'est largement suffisant.

Sa main accroche la mienne, comme au centre commercial. Le contact avec sa peau m'électrise si puissamment qu'un frisson parcourt aussitôt tout mon corps.

— Je t'aime déjà, ce n'est pas ma faute.

Tout vibre de sincérité chez lui. Son regard brille, tandis que son pouce caresse délicatement le revers de ma paume. De mémoire, cette déclaration se veut la plus franche que j'ai reçue jusqu'à présent. Seulement, Joey connaît-il la valeur d'un tel « je t'aime » ? Ne confond-il pas intérêt et attachement à ce grand sentiment ? Je retire lentement ma main, voulant argumenter. Juste avant, Joey prédit :

— Tu vas essayer de m'en dissuader, mais je tiens à te dire que c'est peine perdue. Je respecte ta position et je ne te forcerai à rien. À l'inverse, ne m'oblige pas à renoncer à mes sentiments.

Sa remarque me percute et me fait l'effet d'une claque. Qui suis-je pour lui imposer de renoncer à ses rêves ? Je ne peux le contraindre à abandonner, autant qu'il n'a pas le droit de me forcer à l'aimer. Sa franchise et son naturel, toujours naïfs, me touchent encore plus. Je commence à percevoir qu'il n'existe aucune règle avec Joey. Rien ne se déroule comme avec un autre garçon. Il m'attendrit énormément, et je m'attache à son identité singulière. J'ai envie de le protéger, de l'avertir des dangers du monde, car sa candeur risque d'attirer la fourberie de profiteurs. Je me remets en route et approche de l'eau. L'océan lance ses vagues avec force pour ce mois de mai, et l'écume mousseuse s'échoue bientôt à quelques mètres de nous. Joey fixe l'horizon, là où le ciel et la mer s'entremêlent, là où ils deviennent indissociables. Son regard se perd dans les lignes bleutées où tout se mélange. En le voyant ainsi détaché du monde, accroché à une vérité nue si pure, mon cœur bat plus vite. Je m'assois sur le sable et replie mes jambes vers mon buste. Joey m'imite, tout en m'écoutant.

— Tu dis toujours ce que tu penses. J'avoue que ça me désarçonne souvent. Mais tu as raison.

Je glisse mes doigts dans les grains de sable et m'imprègne de leur chaleur. Quelques nuages gris approchent, cachant par moments le soleil printanier. Sans qu'il m'interrompe, je poursuis :

— Je n'ai pas à te faire la morale. J'accepte ton aveu et te remercie, même si je ne peux y répondre par ce que tu attends.

Lorsque mes iris rencontrent ceux du jeune homme, j'y décèle du soulagement. Sans me déconcentrer, je tente de le conseiller. Solennelle, j'annonce :

— Joey, c'est mon devoir en tant qu'amie de te sensibiliser aux dangers qui peuvent te guetter.

Le fleuriste semble attentif à mon avertissement.

— Tu es gentil. D'autres filles pourraient en profiter et abuser de cette sensibilité.

— Tu crois qu'on pourrait me berner et me tromper ?

Je soupire, mal à l'aise. Hélas, mes pensées rejoignent sa conclusion.

— Je ne voudrais pas qu'on se serve de toi et qu'on te fasse du mal.

Joey quitte mon regard en grognant :

— Justement, toi, tu ne me feras jamais de mal.

Sa supplique m'étonne et résonne en moi douloureusement.

— Tu as tort, je le préviens. Malheureusement, j'ai déjà blessé des gens que j'aime.

Il ne me croit pas, chuchotant que c'est impossible. Sa persuasion me fait vaciller. Il touche ici une part fragile de mon être. Je le sermonne, nuançant ses propos. Il semble malgré tout obtus. Sans que je m'y attende, il s'écrie :

— J'ai des preuves ! Tu es une héroïne et je ne dis pas ça pour rire. Je t'ai vue porter les premiers secours à cette femme, il y a un an.

Mes muscles se raidissent quand la lueur mordorée de ses yeux s'intensifie, en même temps que se déroule son discours enflammé. Immédiatement, les souvenirs me reviennent, vifs. En effet, il y a environ un an, je marchais en ville lorsqu'une femme s'est effondrée sur le trottoir à quelques mètres de moi. Dans mon établissement, nous avons accès à diverses formations professionnelles, notamment la SST, sigle de Sauveteur Secouriste du Travail, qui permet d'apprendre les gestes de premiers secours. Grâce à cette formation, j'ai acquis certains réflexes. Je n'ai même pas réfléchi, agissant en mode automatique face au malaise de cette dame d'un âge avancé. Tout en téléphonant au SAMU pour réclamer une ambulance, je me suis concentrée sur la septuagénaire qui ne répondait pas à mes appels et à mes stimulations. Elle ne réagissait plus, ne respirait plus et je ne sentais plus son pouls. Je devais urgemment intervenir. Les détresses cardio-respiratoires sont fatales sans prise en charge. Je me suis donc lancée dans un massage cardiaque jusqu'à l'arrivée des secours. Complètement happée par ce geste technique et épuisant, j'ai tout occulté autour de moi. Je ne garde en mémoire que son visage sans expression et les questions des pompiers au moment où ils ont pris le relais. Par bonheur, le cœur de la femme est reparti, juste après qu'elle a été installée dans l'ambulance. Et je n'en ai jamais su davantage. Je reviens au présent et, désarçonnée, je m'offusque :

— Attends, comment connais-tu cette histoire ?

À mes sourcils froncés, Joey m'avoue :

— J'y étais. Je me trouvais dans la rue quand c'est arrivé. J'ai tout vu de la scène.

— Tu ne me l'avais pas dit !

— Tu ne me l'as jamais demandé, argumente-t-il. Tu sais, je n'ai rien à te cacher. L'occasion ne s'est pas présentée, c'est tout.

Ce que je pressens depuis la dernière fois se confirme. Un détail m'échappe. Perdue, je tente de comprendre :

— Tu m'as vue porter secours à cette dame, et tu t'en es souvenu à la librairie ? C'est pour cela que tu m'as abordée ?

Bien que mon ton soit légèrement accusateur, Joey restitue sa version de la scène, impassible, comme si rien n'était choquant :

— Je n'oublie jamais rien, alors comment veux-tu que je ne reconnaisse pas la fille qui a littéralement sauvé une vieille grand-mère devant moi. Je te revois, si impressionnante. Tu as été fantastique !

Ses yeux se fondent dans les miens et je devine combien mes gestes l'ont marqué. Je n'ose lui préciser que, de mon côté, l'adrénaline a effacé l'aspect héroïque. Sans fausse modestie, j'ai juste eu le sentiment de me trouver au bon endroit, au bon moment, avec la possibilité de réaliser les bons gestes. Un simple facteur chance, rien de plus. Toutefois, les surprises ne s'arrêtent pas, car mon ami clarifie :

— Très vite, je t'ai croisée à la librairie. Je t'ai reconnue tout de suite.

Heureusement que je ne suis pas debout, car je devrais m'asseoir sous cette révélation.

— Très vite… cela veut dire que, quand tu m'as parlé, ce n'était pas la première fois que tu me voyais là-bas ?

Joey s'aperçoit-il que j'hallucine complètement ?

— Non, mais j'ai dû attendre avant de t'aborder. Je devais trouver le courage de venir te voir. Je ne suis pas forcément habile dans les conversations. Tu as pu le remarquer.

L'autodérision dont il fait preuve m'apaise un peu.

— Tu es forte, tu es belle, poursuit-il. J'ai pu également déceler ta générosité et c'est pour cela qu'au fil du temps, au milieu de ces livres, je suis tombé amoureux de toi. Peu importent mes raisons, je te fais confiance.

Ses paroles me touchent beaucoup plus qu'elles ne le devraient. Je respire profondément pour contrôler l'accélération des battements de mon cœur. Joey accorde :

— Voilà pourquoi je n'ai pas été gêné de te révéler mon trouble. D'habitude, ce n'est pas quelque chose que j'expose au premier venu. Et puis, je peux te regarder droit dans les yeux. Je ne le fais qu'avec peu de personnes.

Sa remarque répond à une de mes interrogations. Quelque part, ses actions prennent source dans un raisonnement imparable. Son corps reste en adéquation avec ses pensées. Contractée au départ dans cette conversation, je sens que je me détends. J'allonge mes jambes sur le sable, tandis que je me tais quelques instants. Je quitte le regard de Joey pour observer le sable à l'orée du ressac. Souvent, en assistant à ce spectacle, la nostalgie s'empare de moi. À ce moment, je me demande si notre nouvelle relation amicale résistera, elle, au temps passant, à ces journées éphémères qui rendent le quotidien morne et ennuyeux. Parviendra-t-elle à se graver dans une bulle d'éternité et s'installer durablement ? À l'image de Joey qui, pendant un an, n'a pu oublier mon visage, notre amitié sera-t-elle assez pugnace pour ne jamais chavirer ? Mes mains agrippent une poignée de sable pendant que se répète en écho dans ma tête : *Tu n'es pas une héroïne.* Si Joey savait que je ne suis pas la sauveuse qu'il admire tant, pourrions-nous encore nous reparler ainsi, sur cette plage ? J'inspire un grand coup, gonflant mes poumons à bloc, puis me décide :

— Il faut que je te dise quelque chose.

Je fixe Joey, mais je sursaute en le voyant tétanisé, les yeux rivés vers le ciel. Celui-ci a noirci significativement. La météo n'avait pas annoncé de pluie avant ce soir, hélas, leurs prévisions ont encore quelques ratés. Et ici, le temps peut changer en un éclair, comme celui qui zèbre le ciel au loin. La houle, plus forte désormais, roule frénétiquement pour se fracasser sur le sable, à quelques mètres de nous. Tout à coup, Joey place ses mains sur ses tempes et me confie :

— Je ne supporte pas l'orage. Et encore moins d'être mouillé.

D'après l'expression d'horreur qui pétrifie son visage, mon ami amenuise la vérité. Je dois intervenir. Je me lève et tends ma main vers lui. Il l'attrape et se laisse guider en silence jusqu'à notre point de rencontre. Puisqu'il est venu en bus, notre arrêt doit être commun, nous ferons donc le voyage du retour ensemble. Néanmoins, le car ne doit passer que dans plusieurs minutes et l'inquiétude du jeune homme monte à mesure que les nuages grondent. Joey n'émet plus un mot et tremble de tout son corps. Je serre sa main dans la mienne et essaye de le divertir par l'humour :

— Tu es Breton et tu n'aimes pas la pluie ?

Seulement, les iris de mon ami ne se détachent plus du goudron de la route, et ses tremblements s'accentuent.

Malheureusement, une pluie dont rêveraient des producteurs de pubs pour gel douche s'abat sur nous, juste avant que notre bus arrive. Cependant, nous sommes dans la vraie vie, et Joey ne semble pas prêt à copier Gene Kelly dans sa chanson mythique *Singing' in the rain*. Lorsque le bus s'arrête devant nous, je l'aide à monter et s'asseoir, avant de payer nos places. Quand il redémarre, je m'installe à côté de mon ami qui grelotte. Je me colle contre lui, glisse ma main dans la sienne et le rassure :

— Je suis là, ne t'inquiète pas.

Non, je ne suis pas une superhéroïne, mais je ne laisserai pas Joey dans cet état-là.

Chapitre 7

Alors que les minutes passent, l'image d'un paradoxe temporel s'imprime dans mon cerveau. Einstein a posé la théorie de la relativité, selon laquelle un même temps donné peut paraître interminable en cas d'ennui et, à l'inverse, très court si l'on s'amuse. Là, je teste cette théorie avec une option supplémentaire : la dissociation de la personnalité. Je regrette alors de ne pas m'intéresser davantage aux articles de psychanalyse et je me demande si je peux postuler en tant que cobaye dans ce genre de travaux. Je ne saurais dire si je suis pressée ou non que notre bus arrive à destination. Pour Joey, j'aimerais que le chauffeur se concentre un peu plus sur la route que sur la demoiselle rousse qui lui parle depuis au moins cinq minutes. Même s'il doit respecter les horaires, je ne lui en voudrais pas s'il atteignait ses arrêts avec quelques minutes d'avance. Joey subit vraiment le trajet. À chaque éclair, je le sens sursauter à côté de moi. J'ai beau serrer davantage sa main dans la mienne, il ne se calme pas, se crispant à chaque grondement de tonnerre. Plusieurs fois, je l'entends murmurer qu'il déteste porter des vêtements mouillés, et cela se traduit parfaitement dans ses gestes. Il tire régulièrement sur le pan de sa chemise qui lui colle maintenant au torse, mais rien n'y fait, le tissu se rétracte et revient contre sa peau, inexorablement. Il tremble et ne lève pas la tête, refusant d'observer le paysage pluvieux par la vitre. Démunie, je ne peux que lui répéter :

— Fais-moi confiance. Ça va vite s'arrêter.

Je n'ai aucune formation dans la météorologie, je sais que, la plupart du temps, la pluie est rapidement chassée par le soleil sur les bords de côte. Même si je n'obtiens aucune réponse verbale, je sens par de légers à-coups dans ma main que Joey assimile mes paroles et se laisse guider. D'un autre côté, malgré la détresse de mon ami, ce parcours en bus semble trop rapide. Je me maudis d'éprouver de tels sentiments. C'est inexplicable, étrange, pourtant je ne peux réprimer cette idée. Rester près de Joey fait battre mon cœur tellement plus vite, et cette sensation me donne une énergie nouvelle. Quelque chose en moi commence à germer. Me sentir utile pour lui me rend-il plus vivante ? Il y a moult questions qui jalonnent mon esprit, cependant elles devront patienter, car je vois enfin l'arrêt où nous allons descendre. D'une voix douce, j'encourage Joey :

— Regarde-moi, s'il te plaît.

Son visage se lève par soubresauts, jusqu'à ce qu'il s'exécute. Je place ma main libre sur sa joue et explique :

— Viens avec moi. Nous marcherons quelques secondes

sous la pluie pour rentrer au sec. Tu y arriveras ?

Ses yeux sombres depuis le début de l'orage s'éclaircissent, puis il hoche la tête. Délicatement, je l'entraîne jusqu'aux portes coulissantes et demande l'arrêt au chauffeur. Il y a peu de voyageurs à cette heure, nous serons les seuls à descendre. Le bus ralentit, s'arrête, ouvre ses portes, et Joey me suit sur le trottoir humide. Toujours guidé par ma paume, il court avec moi jusqu'à un immeuble de trois étages, plus large que haut. Nous grimpons quelques marches pour atteindre un sas couvert, où des dizaines de boîtes aux lettres s'incrustent dans le mur beige. Je prends mon pass et badge la grande porte vitrée qui se déverrouille immédiatement. Lorsque nous pénétrons dans le couloir, je renseigne mon ami :

— C'est mon immeuble. J'habite au premier étage.

La voix chevrotante, Joey m'interroge :

— Tu m'emmènes chez toi ?

Je ne sais pas encore si c'est une bonne idée, mais c'est celle qui m'a paru réalisable le plus vite possible. Néanmoins, Joey recommence à parler. J'en déduis que c'est bon signe et que j'ai choisi la meilleure option. Prenant les devants, j'expose :

— Tu vas te sécher en attendant que l'orage se termine.

Tandis que Joey répond par l'affirmative, je crois le voir esquisser un petit sourire entre ses claquements de dents. Délaissant l'ascenseur pour prendre les escaliers, nous parvenons à mon étage rapidement. Au fur et à mesure de notre passage, nous percevons des bribes de musique. Si certains locataires écoutent la radio, d'autres vocalisent eux-mêmes. Il n'est pas rare qu'une de mes voisines chante à tue-tête, et aujourd'hui ne fait pas défaut. Les notes ne sonnent pas toujours juste, et Joey fixe sa porte avec une certaine perplexité. Mon appartement se situe tout au bout du couloir, derrière une porte mauve que j'ouvre rapidement. Joey frissonne de plus belle en pénétrant dans l'espace chauffé, ses vêtements froids et mouillés dégoulinant sur le parquet de mon entrée. Je déplace immédiatement le rideau qui couvre le dressing de cette minuscule pièce et attrape un peignoir que je n'ai jamais porté, offert par ma mère. En pilou-pilou noir et gris, au toucher voluptueux, il s'avère trop large pour moi. Je pense que c'est sans doute le seul vêtement que je peux prêter à Joey. Je lui tends en imposant :

— Tu vas te déshabiller et enfiler ceci. Je vais te sortir des serviettes.

Je file dans ma salle de bains et en prends le plus possible entre mes bras. Malheureusement, quand je me redresse, je ne vois pas Joey dans mes traces. Je pose mon chargement sur mon meuble et retourne dans l'entrée où une surprise m'attend. Je ne réalise que trop tard le côté discipliné de mon ami, qui commence à ôter ses vêtements, sans aucune gêne, là où je l'ai abandonné quelques secondes auparavant. Il a enlevé sa chemise et je découvre son torse nu. Outre mon égarement de le voir ainsi, je m'étonne également de sa musculature. Joey est beaucoup plus gaillard que je ne l'imaginais. Il n'est pas fort baraqué, mais ses muscles se dessinent malgré tout sur son corps. Le métier de fleuriste demande une manutention et plus d'efforts physiques que je ne le croyais. Cela se voit sur sa silhouette élancée. Je mets quelques instants avant de me ressaisir.

— Viens dans ma salle de bains. Tu auras plus chaud qu'en plein milieu de l'entrée.

Joey n'a pas conscience du trouble que sa nudité me provoque. Il m'écoute, m'accompagne finalement dans la salle d'eau et me questionne :

— Et toi ?

Je cligne plusieurs fois des paupières avant de me rendre compte que moi aussi je suis trempée. Mes cheveux ruissellent sur ma robe devenue bleu marine gorgée d'eau désormais. Je goutte sur le sol et comprends qu'en effet le froid me mord la peau. J'observe mon parquet et remarque les flaques gisantes un peu partout.

— Je vais devoir éponger, chuchoté-je.

Tout à coup, une serviette s'abat sur ma tête et Joey frictionne doucement mes cheveux.

— Le ménage passe après toi.

Ses mains encadrent mon visage et toucheraient mes joues si le tissu ne nous séparait pas. Il me regarde de ses iris qui ne cessent de m'hypnotiser. Bientôt, les caresses que je ressens à travers la serviette s'estompent et s'arrêtent.

— Merci pour tout, susurre-t-il.

Pendant un laps de temps infime, je ne bouge pas, puis soudain je me recule, attrape une autre serviette et ressors de la salle de bains en opinant :

— De rien. Je suis ravie d'avoir pu t'aider.

J'avance vers ma chambre en terminant ma phrase :

— Je vais me changer. À tout de suite.

Quand je referme la porte de celle-ci, je respire difficilement et mes oreilles bourdonnent. Est-ce le froid qui m'engourdit de la sorte et provoque de tels symptômes ? Tout en enfilant des vêtements propres, une jupe plissée avec une blouse assortie, je tempère ma nervosité. Il n'y a aucune raison pour que la présence de Joey ici me mette dans un tel état de stress. J'imagine que mon ami, lui aussi, ne doit pas se trouver trop à l'aise sans vêtements chez une fille à moitié inconnue. Inconnue ? Visiblement moins que ce que je croyais, au vu des révélations confiées tout à l'heure. Je n'en reviens pas tout à fait. Tandis que je me baladais souvent à la librairie, j'ignorais totalement qu'un homme m'épiait, d'une certaine façon.

Heureusement, Joey n'a pas le profil d'un *serial killer*, sinon je serais peut-être déjà morte, sans rien avoir vu venir. J'essore une ultime fois mes cheveux encore bien humides avant de rejoindre Joey dans la salle de bains. Ce dernier replie deux serviettes et s'emmitoufle dans le peignoir. J'avoue qu'il est assez comique dans ce « costume » décalé. Je ne peux me retenir de rire de son allure. Le peignoir touffu avec ses poils hirsutes lui donne l'air d'un hérisson géant. Joey ne se vexe pas. Très sérieusement, il note que le vêtement, pile à sa taille, est très agréable à porter. Je lui suggère :

— Tu peux repartir avec si tu veux.

Le jeune homme tournoie sur lui-même, satisfait comme un gosse. Tout en dansant maladroitement, il lance trois serviettes par terre pour éponger nos traces liquides, une façon déguisée de m'aider à nettoyer. Maintenant qu'il est sec et au chaud, il se détend complètement. Son sourire s'élargit. Il est communicatif. Cela me calme par ricochet. Voir son côté solaire, dénué d'attaches aux conventions et de sens commun, m'émerveille. Même le ménage devient secondaire. Je dois afficher un air complaisant, car Joey commente :

— Tu sais, Leslie, il n'y a pas que le passé qui compte. J'aime être avec toi parce que, toi, tu ne te moques pas de moi.

Surprise, je me fige. Je ne m'attendais pas à cette remarque. Je sens que le temps des confidences est revenu. Je l'implore :

— Je mets tes vêtements dans le sèche-linge et, si tu veux, on va discuter dans le salon.

Il place lui-même ses affaires dans la machine, ce que je trouve courtois de sa part, et ensemble, nous nous dirigeons dans la pièce de vie. Je présente brièvement les lieux, mais la visite s'écourte. Je propose le clic-clac à Joey qui s'assoit prudemment, vérifiant que le peignoir reste parfaitement ajusté. Je pose deux verres d'eau sur la table et m'installe dans mon petit fauteuil de bureau, en face de lui.

— Pour être honnête, dis-je frontalement, ton trouble me questionne. Depuis que tu me l'as annoncé, j'oscille entre deux pensées.

— Lesquelles ?

— Je me doute que cela reste un handicap et que, par conséquent, ça doit être difficile pour toi par moments. Mais...

Plus je regarde Joey et plus ce trait de sa personnalité me paraît... normal, bizarrement.

— Je l'oublie presque, finis-je par énoncer. Je crois que si tu n'étais pas ainsi nous ne serions pas amis.

Je me mords les lèvres et ramène mes cheveux en arrière. J'ai l'impression d'être cruelle en prononçant ces mots. Naître Asperger ne doit pas s'apparenter à une chance. Cela reste une forme d'autisme. Joey ne s'offusque pas de mes paroles et contrebalance :

— C’est la première fois qu’on me dit ça. D’habitude, on me traite d’abruti sans émotion ou de robot froid et insensible. On se moque de moi et on me qualifie de noms que je n’oserai te répéter.

Le ton monocorde qu’il emploie peut donner l’illusion que le sujet ne le perturbe pas. Qui sait lire le « Joey » comprend que c’est tout l’inverse. Je pense que cette façon détachée de décrire la situation démontre juste la distance qu’il désirerait mettre avec ses propos. Preuve que la blessure est vive. Je n’ai jamais aimé l’acharnement de la communauté envers les différences, peu importe lesquelles. L’intolérance mène à tous les vices. Et dans le cas de Joey, cela me répugne davantage. En quoi son comportement peut entraîner pareille moquerie et tant d’injustice ? Il possède tant à offrir. Je ne peux malheureusement pas agir sur la société et ses absurdités. En revanche, Joey, lui, se trouve devant moi. Je peux le soutenir et, pour cela, je dois comprendre :

— Est-ce que tu en souffres ?

Ses épaules se surélèvent tandis qu’il analyse :

— Pas directement. Mais c’est blessant de faire du mal aux autres.

Je ne saisis pas ce qu’il sous-entend. Je lui demande des explications, car je ne le vois pas agressif ou méchant. La main de Joey se dresse, montrant trois doigts sur cinq. Méthodique, comme toujours, il énumère :

— Le syndrome d'Asperger présente trois axes, appelés triade autistique. On y retrouve une altération de la communication, une altération qualitative des relations sociales et un comportement stéréotypé.

Précis, il détaille le premier point :

— Tu as pu remarquer que la communication est mon point faible. J'apprends tous les jours un peu plus, seulement je peine à décoder les expressions des visages et les tonalités des voix. Le double sens, l'ironie, le sarcasme, voire l'humour, me laissent indifférent. Je ne les perçois pas. Il faut qu'on me les explique. Comment ne pas apparaître distant quand tu ne possèdes aucune clé pour traduire les autres ?

— C'est étonnant, commenté-je, je peux lire tes expressions sur ton visage, à toi.

— C'est normal. Il y a toujours confusion dans le cas de mon trouble. D'une règle générale, les autistes au sens large font tout autant de sourires et froncent autant leurs sourcils que les autres personnes. La différence se trouve dans les expressions spontanées.

Joey avale sa salive, s'interrompant dans son monologue. Il se gratte le front et se confie à nouveau :

— Je suis conscient que je parle souvent trop de moi-même, de mon univers. Mais mes connaissances sont les seules choses que je maîtrise totalement. Cela m'évite de me confronter à des conversations que je ne comprends pas.

J'imagine, à ces mots, qu'il doit souvent avoir le sentiment d'être un étranger dans un pays dont il ne parle pas la langue. Cet état crée obligatoirement un isolement significatif et une certaine méprise. Joey accrédite mon idée, en poursuivant :

— Forcément, comment veux-tu construire des liens avec qui que ce soit dans ces conditions ? Rares sont les gens qui acceptent une interaction longue avec moi. Hormis ma famille et mes collègues, je ne réussis pas à me faire de vrais amis. Cela me demande un effort surhumain. Et quand bien même j'y arrive, maintenir ce lien semble insurmontable. C'est terriblement angoissant d'admettre que tout ce que je veux chérir peut s'étioler par ma faute, par cette incapacité à décrypter ce qui m'entoure.

Joey ressemble à un marathonien qui court après un trophée inaccessible. Cela me fend le cœur d'entendre sa solitude et son désarroi, lui qui mérite tellement plus de considération. Sa réalité s'avère beaucoup plus complexe que mes présages.

— Enfin, continue-t-il, je sais que ma manière de fonctionner n'est pas compatible avec une vraie vie sociale.

Sous mon air interrogatif, il se désigne et inventorie :

— Chez les autistes, il existe certains troubles du traitement sensoriel. Si d'autres restent sensibles au bruit, à des odeurs ou à la lumière vive, moi, tu as pu le constater, je ne supporte pas les vêtements mouillés et j'appréhende l'orage.

Tout en passant ses doigts devant ses yeux, il explique sa difficulté à accrocher le regard des autres, ce dont nous avions parlé à la plage tout à l'heure. J'aimerais convaincre Joey de garder espoir. Rien ne se grave définitivement dans le marbre. Il évolue, et certaines personnes l'acceptent tel qu'il est. Cependant, le fardeau qu'il supporte s'alourdit avec le temps, me souffle-t-il. La perspective de rester entravé par sa différence demeure un poids qu'il traîne lourdement derrière lui. Joey parle avec une telle humilité qu'il me bouleverse. Se rend-il compte du courage qu'il emploie pour lutter dans cette bataille déloyale ?

— Plus jeune, on m'a souvent comparé à un demeuré, souligne-t-il sans amertume.

Pourtant, son visage grimace sous le terme employé. Je serre nerveusement les poings en pensant à ce qu'il doit ressentir. Sans trémolos dans son explication linéaire, il déchiffre l'évidence :

— Comment veux-tu qu'on me dise le contraire ? Mes passions, comme les fleurs ou les livres, sont mes seules sources d'intérêt et cela ne fait pas suffisamment « normal » chez les ados. Et puis mes difficultés à faire face au changement ne m'aident pas à me faire une place. Comment peut-on compter sur moi alors que je suis imprévisible et inapte à supporter ce qui sort de ma zone de confort ? Et les psys qui t'expliquent que tout cela contribue à contenir une anxiété intérieure…

Tout en écartant ses mains, paumes vers le plafond, il sourit, ce qui rend son discours encore plus dramatique. Il me prouve combien l'effort est rude face à ce carcan qui, de toute façon, a été fixé sur lui dès le diagnostic de sa maladie. La stigmatisation, bien qu'inconsciente par les professionnels de santé eux-mêmes, n'encourage pas les patients à se construire autrement qu'à travers leur pathologie.

— À cause de toutes ces raisons, conclut-il, je sais bien qu'involontairement je demeure maladroit avec mon entourage.

Tout à coup, se penchant dans ma direction, il me demande :

— Peut-on avoir la force de me supporter ?

L'intensité de son regard coupe le oui catégorique que je suis sur le point de lui répondre. Son interrogation se veut beaucoup plus profonde qu'elle n'y paraît. Il ne s'agit pas d'une simple question rhétorique et générale. Joey veut savoir ce que, moi, je pense. Ma réponse ne peut se donner avec légèreté, elle doit être sérieuse et réfléchie. Je mets quelques secondes avant de me pencher à mon tour, connectant sans relâche mes iris aux siens.

— Il y a des choses qui sont inévitables dans ton trouble. Je ne peux imaginer toutes les difficultés que tu rencontres, mais tout n'est pas noir.

Je l'imite, levant mes doigts à chaque nouvel argument.

— Tu as des connaissances illimitées sur un nombre incalculable de sujets. Ça fait de toi un homme méga intéressant qui peut tenir n'importe quelle conversation. Oui, tu t'investis à fond dans ce qui te plaît, mais c'est fabuleux. Ça prouve simplement ta détermination à aller au bout des choses. Et cela, je l'admire. Tu te vantes toujours d'avoir une extraordinaire mémoire. Qui ne payerait pas pour posséder cet incroyable don ? Et plus que tout, ta sincérité sans filtre demeure une immense qualité, bien trop rare aujourd'hui. Je te l'assure.

Joey ne cesse de m'écouter, attentif à mes paroles. Bien qu'il reste stoïque, je le devine touché. J'ai bien compris que, même s'il ne peut clairement les exprimer, mon ami ressent toutes les émotions humaines, au même titre que n'importe qui.

— Peut-être que tu n'as pas une communauté de copains dignes des plus grands influenceurs ; or, je suis convaincue que les personnes qui t'apprécient ne te lâcheront jamais.

Je détourne le regard, sentant mes joues s'empourprer. J'évite de me livrer davantage. Lui avouer que je deviens avide de son sourire me rendrait trop vulnérable. Je ne suis pas encore capable d'en dévoiler plus. Le rire de Joey me ramène à lui. Malgré ses aveux, il ne se départit pas d'une espèce de positivisme exacerbé.

— Tu parles comme ma tante, s'amuse-t-il.

Je crois qu'il s'agit d'un compliment. Je ne peux m'empêcher de pouffer à mon tour, entraînée par son enjouement. Joey soupire, le sourire aux lèvres :

— Je connais mes forces et mes faiblesses. Je sais que je ne suis pas comme tout le monde, et je vis ainsi.

Il claque des doigts et démontre que de toute façon il n'a pas le choix.

— Je t'assure que je ne suis plus triste, insiste-t-il. Maintenant, j'ai mon métier, j'aime mon indépendance et ma vie avec Tatie. Mais surtout, depuis quelque temps, j'ai un but. Alors, ne sois pas inquiète.

Je dois avouer que cette discussion m'a soulagée. Le voile de mystère qui entoure la pathologie de Joey s'est retiré et j'ai le sentiment de connaître beaucoup mieux mon ami. Même si cette part de lui apporte son lot de tourments, je sais désormais que Joey a la force de surmonter les obstacles qui se dressent devant lui. Sans le savoir, il me donne une sacrée leçon, moi qui cache tant de secrets. Je ne dois pas lui transmettre la raison pour laquelle j'ai voulu le revoir et lui donner rendez-vous aujourd'hui, car j'ai l'impression que celle-ci devient secondaire. Elle s'efface devant le lien réel qui se crée entre nous. L'amitié désirée par Joey n'est plus un rêve utopique, mais une réalité.

Je jette un œil au-dehors et vois la météo toujours aussi maussade. L'heure n'est pas encore venue de nous séparer. Après cette grande conversation, j'ai envie de profiter plus gaiement de sa présence.

— Puisque tu es bloqué ici, est-ce que tu veux jouer avec moi ?

Les paupières de mon ami se rehaussent sous la surprise.

— Je suis fille unique et je jouais beaucoup avec ma mère. Je te parie que je peux gagner contre toi malgré ton super cerveau !

Joey claque des mains et relève le défi. Toutefois, il demeure modeste et ne se voit pas champion, même si ses capacités exceptionnelles lui donnent l'avantage. Tout au long de nos parties de cartes, jeux de sept familles en tout genre, mikados et bien d'autres jeux de réflexion, Joey s'amuse vraiment. Concentré, il raisonne, compte les cartes et se bat avec ardeur. Je ne sais pas s'il s'est aperçu de ma manigance. Il se donne à fond dans cet instant, et c'est tout ce qui m'importe. Je voulais lui offrir un moment « normal », une parenthèse qui lui a sûrement cruellement manqué autrefois, et même en tant qu'adulte. J'ai beau connaître les symptômes de son trouble et son manque de décodage du monde, j'ai l'impression que Joey me perce à jour, contrairement aux autres. Son regard complice m'indique qu'il a saisi mon manège et, implicitement, en jouant le jeu jusqu'au bout, qu'il me remercie. Cela ne reste que des suppositions, peut-être un espoir de ma part, cependant je n'oublie pas l'intelligence de Joey. Il observe et il apprend. Peu importe, finalement, car les heures filent à une vitesse phénoménale, même pour moi. L'évidence me frappe, la théorie de la relativité m'a rattrapée.

Chapitre 8

Lorsqu'à vingt heures Joey constate le retour du soleil, je n'ai pas du tout envie qu'il reparte. Et même si le nombre de mes victoires se résume à une, contre une trentaine pour lui, j'ai le sentiment d'avoir retrouvé l'innocence de mon enfance. Grisée par cette légèreté momentanée, je propose à mon ami de le raccompagner. Une fois ses vêtements secs enfilés et le peignoir « hérisson » plié dans un petit sac, Joey amorce une sortie, me suivant en dehors de mon bâtiment. Il épie le ciel, suspicieux, puis sourit en observant le soleil rougeoyant, entouré seulement de quelques nuages blancs. Les nuances de la coupole azurée m'éblouissent toujours autant. À qui prend le temps d'admirer le ciel, ce dernier s'avère une vraie palette multicolore. Même si le bleu s'apprécie, car synonyme de météo clémente, je m'émerveille aussi devant les camaïeux de rouge et de jaune, visibles en soirée. Et ce soir justement, le peintre s'est surpassé. Un orange flamboyant déchire l'horizon, tel un cataclysme explosant au lointain. Avec le vent, les nuages fourmillent en taches anarchiques, recréant l'effet d'un tableau d'un artiste fou. À ce moment, je me sens comme le ciel, un chaos naissant et tourbillonnant au fond de moi. Un tumulte agite mon cœur, qui ne cesse de faire des embardées lorsque je réalise l'attachement si rapide qui me relie à mon ami. Si après la tempête le soleil revient toujours, pourrais-je moi aussi retrouver la quiétude qui me correspond ? Tandis que mes yeux se perdent dans le panorama, Joey s'interroge :

— Ton appartement, c'est bien le vingt-deux ?

Même si l'information n'a pas échappé à son super sens de l'observation, le numéro de mon studio s'affichant sur ma porte, je me demande la finalité de cette question subite. Je réponds en murmurant par l'affirmative, sur la réserve. Le visage de Joey tourne de droite à gauche, alternativement entre le parking et le bâtiment, et je devine alors ce qui le perturbe.

— Les véhicules garés ici sont sur des places numérotées.

Tout en parlant, il pointe une petite voiture au design tout en rondeurs, aux lignes épurées, non agressives. Et en effet, celle-ci est stationnée sur une place portant le numéro vingt-deux.

— Donc, déduit-il, c'est ta voiture.

J'approuve en soupirant. Joey s'en approche et l'examine, curieux.

— Je ne savais pas que tu t'intéressais aux voitures ?

— Non, affirme-t-il, pas spécialement, mais j'aime beaucoup la couleur.

En toute franchise, le violine tirant sur l'aubergine, peu courant, ne constituait pas l'attrait de la voiture, contrairement à son prix. D'occasion, avec peu de kilomètres au compteur, elle m'avait été vendue par une ancienne camarade de l'IUT où j'avais effectué mes études. Une opportunité sans pareille... une chance. Je recule et m'éloigne, avançant sur le trottoir.

— Tu viens ?

Joey se hâte, entendant mon appel. En quelques foulées, il me rejoint déjà en sifflotant. Je l'écoute créer une mélodie entraînante et claque des doigts en rythme avec lui.

— Tu es doué, le félicité-je.

Joey se gratte la tête et modère :

— C'est avant tout un réflexe. Je siffle quasi tout le temps au travail.

— Ça te détend ?

— Sûrement. Je dois avoir bien d'autres TOC, mais celui-ci est plutôt sympa pour mon entourage. Tatie adore m'écouter siffler. Elle me surnomme parfois « son canari ». Je n'aime pas trop ce surnom, seulement je la laisse penser que ça me va. Je crois que cela lui fait plaisir.

Joey me touche une nouvelle fois. Son attitude confirme mes soupçons. Sa gentillesse se répand naturellement lorsque son expérience se développe. Nous continuons à marcher, et mon ami en profite pour démontrer son talent. Il siffle plusieurs airs, que je dois reconnaître. Je note que sa culture musicale correspond à mes propres goûts. Nous avons en commun notre intérêt pour les rocks des années quatre-vingt et quatre-vingt-dix. Cependant, trop absorbée par notre conversation, je n'ai pas réalisé notre parcours. Nos pas nous ont conduits à quelques mètres devant la maison morbide, celle figée dans un passé révolu. Vivement, je traverse le trottoir et accélère l'allure, pour m'éloigner de son atmosphère irrémédiablement glaciale. Mon comportement soudainement nerveux et mon détour inexpliqué alertent Joey.

— Tu as l'air bizarre. Il y a un souci ?

Comme je ne réponds pas, avançant encore plus vite, le jeune homme agit à l'inverse de ma volonté. Il s'arrête et observe les alentours, en quête d'une explication, dans le but de comprendre ma réaction. Je frémis, inquiète à l'idée d'être embêtée. J'appelle avec insistance Joey, pour qu'il me suive. Celui-ci s'exécute, non sans s'enquérir de mon attitude :

— Qu'est-ce qui se passe ? On dirait que tu as vu un fantôme !

— Un fantôme, non. Un ogre, oui.

En atteignant le bout de la rue, je me retourne et constate que celle-ci reste déserte. Je souffle de soulagement et raconte à mon ami les désagréments survenus ici :

— Ça a commencé il y a quelques mois...

Je frissonne en repensant à la première fois où « l'ogre » m'a agressée alors que je marchais ici tranquillement, mes courses à bout de bras.

— Je rentrais chez moi quand un homme est sorti dans le jardinet devant cette maison sordide.

Comme par hasard, au moment où je l'évoque, un de ses volets claque au loin, attirant nos regards. Par réflexe, je recule, pour m'en éloigner davantage. Ce bâtiment mériterait vraiment d'être référencé parmi les lieux les plus glauques de la région. Peut-être pourrait-il même attiser la curiosité des touristes. Joey, alerte, fronce les sourcils.

— Il t'a fait du mal ?

Je réfute, pour le rassurer, mais explique :

— Je n'ai pas compris ce qu'il me voulait. J'avançais un peu difficilement, les bras chargés, quand j'ai senti une présence derrière moi, puis une main sur mon épaule.

Je déglutis, ressentant la frousse de l'époque.

— Je me suis retournée tout de suite, et là je l'ai vu de près. L'homme qui habite cette maison a sans aucun doute le même âge qu'elle, je te jure.

Je décris le propriétaire sans détour. Ses yeux vitreux, rapetissés par des lunettes à triple foyer, provoquant un effet loupe. Une peau mal rasée où quelques verrues s'amusaient à pousser. Sa calvitie avancée, ne laissant que quelques rares cheveux blancs se battre sur un crâne plein de croûtes. Dans mes cauchemars, les monstres ont souvent la même allure ou un visage correspondant.

— Il a commencé à grogner. Je me souviendrai toute ma vie du son rauque sorti de sa bouche. Un cri… une suffocation.

Je grimace, revoyant les images, réentendant l'espèce de son caverneux qu'il avait émis.

— Il m'a saisie ensuite par les deux épaules, avec force. C'est là que j'ai eu le plus peur et que j'ai compris que je devais fuir.

J'oscille, revivant la scène.

— Je me suis débattue et j'ai hurlé pour attirer les foules. Il m'a lâchée, interrompu par mon cri. Je n'ai pas hésité une seconde. J'ai couru à toutes jambes. Le poids de mes courses semblait s'être volatilisé.

Maintenant, je crois surtout que l'adrénaline a dopé mon énergie et que mon instinct de survie s'est réveillé.

— Tu n'as pas porté plainte ? s'enquiert Joey.

Son visage se crispe sensiblement. Ses joues se sont creusées autour de ses lèvres serrées. Il donne l'impression d'être contrarié.

— J'y ai pensé, j'avoue, mais je me suis sentie ridicule. En fin de compte, comme je te le disais, je n'ai pas été blessée. Qu'aurait fait la police ? D'autant plus que…

Je m'interromps, devant le front plissé de mon ami. Je

prends la décision de tempérer mes précédents propos :

— Ce n'est qu'un fou, un vieux qui n'a plus toute sa tête.

Joey s'incline, peu convaincu. Je poursuis, l'histoire ne s'arrêtant pas là :

— Son manège a recommencé plusieurs fois. Il a voulu m'approcher à de nombreuses reprises, toujours en grognant. C'est à cause de cela que je ne suis pas à l'aise dans cette rue. J'ai pris l'habitude de foncer en passant par ici. Hélas, c'est la plus directe pour aller au centre-ville. Avec mes courses, je ne peux m'astreindre à faire un détour trop long.

— Il est dingue ce type ? Qu'est-ce qu'il te veut ?

Je rejette mes épaules en arrière et rumine :

— Il n'y a pas d'explication. Il n'a plus toute sa conscience.

— Je vais aller lui parler et lui demander qu'il arrête de t'embêter ! s'exclame Joey en amorçant un pas vers la maison.

Je le retiens, l'avertissant :

— J'admire ta bravoure, cependant je ne veux pas que tu l'affrontes. Il peut être dangereux. Un jour, j'ai surpris une conversation entre deux mamies. Elles racontaient que plusieurs chats errants du quartier avaient disparu. Une rumeur court sur lui. Il enlèverait les animaux pour en faire ses repas, comme il n'a plus beaucoup de moyens. On l'a même vu se promener avec des couteaux dans son jardin.

Joey ne semble pas impressionné par les histoires qui

entourent ce personnage effrayant.

— Je n'ai pas peur. Je peux le sonder. Et si je vois qu'il est incohérent et agressif, j'appellerai la police.

Sa témérité néglige la prudence. Je le prie aussitôt :

— Joey, promets-moi que tu ne vas pas te lancer dans pareille folie.

Je saisis sa main et la serre contre les miennes, implorante :

— Je ne veux pas que tu te mettes en danger. Je me sentirais coupable.

Je cherche ostensiblement des arguments pour le stopper dans son désir de justice.

— Et puis il n'a plus recommencé depuis des mois. Son manège n'a duré que quelques semaines. Maintenant, il ne me suit plus et ne m'interpelle plus. Depuis cette période, je l'ai juste entraperçu dans son jardin. Il me regarde de loin sans esquisser le moindre geste.

Sous mon insistance, Joey capitule :

— Très bien. Je respecterai ton choix. Mais si tu as besoin d'aide, je serai là.

Son courage et son envie de me protéger réchauffent mon cœur et je regrette à cet instant de devoir lui lâcher la main. Il y a bien longtemps que je ne laisse personne prendre autant soin de moi. Je dois me réhabituer et accepter l'idée que quelqu'un puisse se soucier de moi. Je lui répète que ces incidents avec l'ogre restent derrière moi, même si je maintiens une certaine vigilance. Joey me propose de nous séparer ici. Il insiste pour me voir remonter la rue en sens inverse et vérifier que le propriétaire de la maison sombre ne se manifeste pas. Avec une légère déception, j'accepte. Je veux valoriser sa générosité et lui prouver ma confiance. Malgré tout, le quitter me demande un effort surhumain. Je n'aurais jamais cru devenir aussi dépendante de sa présence en un après-midi. Toujours comme s'il lisait dans mes pensées, mon ami précise :

— On se retrouvera vite.

Je n'ose lui répondre oralement. Cependant mon corps, soudain habité par une conscience propre, agit tout seul. Je l'approche, effleurant sa silhouette, et me dresse sur la pointe des pieds pour embrasser sa joue. Mes doigts s'agitent pour le saluer et, rapidement, je me mets à courir pour traverser la rue en contresens. Pas une seule fois je n'ai voulu me retourner, de peur d'être tentée de revenir sur mes pas. Mon cœur bat vite, mon cœur bat fort. C'est sûrement dû à ma course folle pour rentrer chez moi. Quand je parviens à mon appartement, les traces de Joey résident partout. Les serviettes jonchent le sol, abandonnées négligemment ces dernières heures pendant que nous jouions aux cartes. Celles-ci s'étalent sur la table du côté où j'étais assise, tandis qu'elles s'alignent dans une pile parfaite du côté de mon ami. Nos deux verres se tiennent compagnie, vides l'un et l'autre. Une lassitude s'empare de mon être devant la tâche qui m'attend. Je dois ranger. Bien que je sois une femme ordonnée, ranger maintenant signifie effacer le passage de Joey ici. Or, j'ai envie de garder encore un peu la magie qui virevolte dans ces lieux. Je délaisse le salon pour m'occuper de la salle de bains et du couloir, où quelques résidus d'eau traînent çà et là. J'éponge à l'aide d'une serpillière et envoie les serviettes sales dans le bac à linge. En quelques minutes, tout est propre et sec. J'en profite pour aller me brosser les cheveux devant mon grand miroir. Ma longue chevelure ayant séché à l'air libre, je n'ai pu empêcher quelques nœuds de se former. Ils ont besoin d'un bon démêlage, avec ma brosse à picots, celle que je réserve aux missions délicates, quand mes cheveux ont décidé de suivre leur propre concept. Je commence en massant chaque mèche avec un soin nourrissant, enlevant l'effet paille qui s'accroche à ma chevelure. J'imaginais me changer les idées en me consacrant à une activité, néanmoins, quand j'observe mon reflet dans mon immense miroir, je me perds dans de multiples pensées. C'est officiel, Joey est entré dans mon cercle social proche. Sa venue ici, et dans ma vie, représente une vraie bouffée d'air, un alizé doux qui oxygène mon existence morne et isolée. Mes doigts se resserrent sur le manche de ma brosse et mon thorax se soulève sous une inspiration profonde. Joey mérite d'être heureux, de pouvoir vivre des expériences plaisantes et joyeuses. Je sais que l'isolement s'avère un ennemi malin et insidieux, et qu'éloigner le jeune homme de celui-ci est une bénédiction. Mais dans ces données positives, un bémol risque d'enrayer la belle mécanique. Parce que, moi, à l'inverse de Joey, je ne mérite pas de sortir de la solitude. Je suis le grain de sable qui doit rester enseveli sous la plage.

Chapitre 9

Il y a des jours où on sait qu'on se trouve au bon endroit, au bon moment, à sa place. Pile là où le destin avait prévu de nous envoyer. L'élément clé unique du multivers, si on y croit. Le point précis qui détermine la suite de l'aventure des héros dans les romans. Aujourd'hui, je me sens du côté face. J'aimerais être ailleurs, plus tard. Ou plus tôt... peu importe. Mais pas là ni ici. Il est 18 h 30 et mes heures supplémentaires s'allongent. Mes collègues insistent pour que je les laisse, toutefois, leurs yeux implorants sous-entendent l'inverse. Je tiens encore jusqu'à dix-neuf heures quand, enfin, l'accalmie pointe. Épuisée, je baisse les armes, les abandonne et attrape un bus in extremis. La journée a été si éprouvante que mes sens palpitent, aiguisés par une concentration exacerbée. Durant tout le trajet, je perçois tous les détails de mon environnement, la broche flamant rose sur la demoiselle assise à ma gauche, le fond de teint de l'étudiant qui veut cacher une tache de naissance sur sa tempe, la musique du dernier tube à la mode sur le portable d'une grand-mère en quête de jeunesse, le sandwich au thon du lycéen derrière moi... J'ai l'impression de capter les moindres effluves, de voir n'importe quel accroc, d'entendre toutes les mélodies qui m'entourent, comme si je devenais le noyau d'un atome aimantant l'univers à lui. Des revues scientifiques estiment nos capacités limitées à dix ou quinze pour cent et une concentration optimale au maximum cinq heures par jour. Je doute que leurs calculs prennent en compte mon service, et ceux au centre de la santé dans les hôpitaux, où certaines infirmières se partagent entre plusieurs étages. Mis à part vingt et une minutes à manger une gamelle de riz cantonais et deux allers-retours à la fontaine à eau, ma journée a ressemblé à l'antichambre de l'enfer. Je descends du bus avec le sentiment de porter un éléphant sur mes épaules et de le traîner contre son gré jusqu'à mon appartement. À peine rentrée, je m'affale sur mon clic-clac et me noie presque sous mes coussins douillets. Pendant quelques instants, je ne bouge plus, lessivée. La charge de travail a laissé des stigmates physiques, notamment au creux de mon dos et de mes cervicales. L'espèce de brûlure qui me lançait dans le bus au niveau de ma nuque s'estompe petit à petit, tandis que mon esprit tente de réaliser un *black-out*, sans succès flagrant. Je me connais, je sais que je ne parviendrai pas à exorciser ma journée si je n'en parle pas à quelqu'un. L'idée d'appeler Maman me tente. Je trouve toujours auprès d'elle une écoute attentive et des mots chaleureux pour m'encourager. Seulement, depuis son repas mercredi dernier, celle-ci semble sur un nuage de satisfaction et de bonheur. Je n'ai pas envie de gâcher son enthousiasme en déblatérant contre mes malheurs du jour. Hier, pendant plus d'une heure, elle m'a raconté sa soirée, de la cuisson parfaite de son poulet aux blagues juteuses de Qiang, en passant par les conversations philosophiques de Bernadette. Ses invités sont venus vraiment en tant que copains, nullement en tant qu'aides. Devant cette attitude, le moral de ma mère ne pouvait que remonter en flèche. Être traitée comme tout le monde s'avère le plus beau des cadeaux pour elle. Exactement comme Joey. L'un et l'autre rêvent de vivre sans distinction, sans jugement. Malgré leur situation de handicap, ils désirent réaliser leurs souhaits de la même façon que le reste des gens. Sans entraves. Depuis que je connais Joey, j'affronte cette réalité différemment. Si la bataille se veut rude, elle n'est jamais désespérée. À force de penser au fleuriste, l'envie de lui parler maintenant me frappe puissamment. Depuis lundi, soit trois jours, nous conversons par message, souvent pour des banalités. Cependant, j'attends ses petits textos avec une impatience incontrôlable. Quand je vois son nom apparaître en notification, la décharge d'adrénaline jaillit toujours avec force dans ma poitrine. Et pourtant, il ne m'annonce jamais les numéros du loto ou la résolution des plus grands crimes du siècle. À la place, des encouragements, des mots simples qui savent néanmoins résonner en moi. Son réconfort surpasse toutes mes attentes, alors que je reste persuadée de ne pas mériter pareille attention. Je me redresse, attrape mon portable et hésite avant d'appuyer sur l'écran tactile. En regardant ma montre afficher près de vingt heures, je sais qu'il a fermé le magasin et terminé sa journée. Fébrile, je me décide et lance l'appel. Joey décroche aussitôt, à croire qu'il attendait mon coup de téléphone :

— Hello, Leslie, comment vas-tu ?

Comment lui dire que quand j'entends sa voix je me sens revigorée ? Je me mords les lèvres et soupire :

— Dure journée. Excuse-moi de ne pas avoir pu répondre à ton message. Je n'ai pas eu une minute de libre.

— Raconte-moi, insiste mon ami, curieux.

— Nous avons eu une garde horrible. Deux blessés graves ont eu des besoins transfusionnels toute la journée, en urgence. Le premier, un jeune garçon de dix-sept ans, a été agressé à coups de couteau. On lui a délivré vingt-sept produits… il a malheureusement succombé à ses blessures. Le deuxième, un motard, a dû recevoir au moins une quinzaine de poches alors qu'il était immunisé. Tu n'imagines pas le stress…

Aussitôt, la tension revient dans mes muscles qui se contractent automatiquement. Voulant comprendre, Joey m'interroge :

— Immunisé ? Comme pour les vaccins ?

— À peu près. Ce sont bien des anticorps, dirigés contre certaines cibles des globules rouges.

— Incroyable ! Et il y a donc un lien avec les groupes sanguins ? Moi, je croyais qu'il n'y en avait que quatre ; or, j'ai appris il y a peu qu'il en existait plus de trois cents.

Joey a raison. Beaucoup ignorent la complexité des groupages sanguins.

— C'est exact, je confirme. Et je te parie qu'on en découvrira encore. Cependant, tous n'ont pas le même impact transfusionnel. Il n'existe bien que les quatre groupes O, A, B et AB. Ils demeurent les plus importants, car ils déterminent les règles de transfusion.

La plupart des non-initiés savent ainsi qu'un O devient donneur universel, tandis qu'un AB devient receveur universel. Néanmoins, j'ajoute :

— Au-delà de ces groupes, il existe d'autres systèmes aux noms parfois loufoques. Les Duffy, les Kidd, les Lewis… Tous ces systèmes créent ce fameux nombre de trois cent aux variabilités diverses. Sans oublier les mutations génétiques ou certaines pathologies qui perturbent les groupes sanguins.

Joey s'extasie :

— C'est fascinant.

Pour être honnête, l'immunohématologie est une science véritablement riche et intéressante.

— Par contre, précisé-je, il existe un revers de la médaille. Il est impossible de transfuser un receveur parfaitement dans tous ces systèmes. Ce qui implique ces risques d'immunisation.

— C'est dangereux ? s'enquiert-il.

— Absolument pas. C'est même parfois la nature qui provoque ces situations. Dans le cadre des grossesses, par exemple. Cela demandera en revanche une attention accrue aux éventuelles transfusions suivantes. Nous devrons comptabiliser les poches entre donneur et receveur. Et cette technique allonge forcément le temps de délivrance.

Mon cœur tambourine face à certains souvenirs. Je ne peux retenir que pour de gros saignements ces délais entrent dans le jeu du pronostic vital. C'est une véritable course contre la montre. Je ne sais pas si ma voix me trahit, seulement, Joey réplique :

— Tu veux que je passe te voir ? Tu n'as pas l'air bien.

Surprise, touchée par sa proposition, je refuse :

— Non, ne t'inquiète pas. C'est un ras-le-bol dû à l'intensité de la garde. En plus, une heure avant la fin de poste, nous avons eu un bébé de six cents grammes à transfuser. Je ne te cache pas que les prochains jours seront déterminants pour lui. Cela m'a donné le bourdon.

Et tout à coup, le comportement de mon biologiste me revient en tête. Je balaye l'air du revers de la main, comme pour chasser cette image que j'explique à mon ami :

— Et tu sais quoi ? Mon chef nous a fait un scandale parce que nous ne pouvions pas assister à la réunion mensuelle du service. On l'aurait bouffé. Il ne se rend absolument pas compte de la difficulté du terrain.

Je n'aurais pas dû m'engager dans cette direction. La fatigue aidant, je ne m'arrête plus, révoltée :

— Sans compter le harcèlement par téléphone de certains médecins qui nous enfoncent, car nous mettons trop de temps à envoyer les poches…

Tout se mélange et devient prétexte à râler. Les pauses cigarette à rallonge des fumeurs, la vétusté de certains équipements, le manque de reconnaissance de notre direction, l'absence totale de remerciements pour le travail accompli… Je m'arrête, essoufflée, vidée de toutes ces revendications que je n'ose exprimer le reste du temps. Je devrais réfléchir à payer Joey pour les séances de psychanalyse qu'il effectue sans le savoir.

— Je suis désolée, je finis par m'excuser. Je crois que ça devait sortir.

Joey n'émet pas de commentaire pendant quelques secondes, puis tout à coup, direct, il me demande :

— Si c'est si dur, pourquoi restes-tu là-bas ? N'y a-t-il pas d'autres laboratoires moins stressants ?

Sa question se veut juste et pertinente. Comme toujours. Cette remarque, d'ailleurs, me force à réfléchir. La réponse m'apparaissait évidente de prime abord. Je suis libre et je peux effectivement m'orienter vers d'autres opportunités. Toutefois, les mots se perdent en moi, me rendant muette. Joey coupe mon silence :

— Pardon, c'était déplacé. Je ne sais pas user de diplomatie.

— Non, le rassuré-je, ce n'est pas toi. En te parlant, je m'aperçois juste que tout n'est pas si simple.

— Parce que tu aimes ton job. Ça se voit, ça s'entend dans ton discours. Sinon tout cela ne te toucherait pas.

Mes doigts s'enfoncent dans ma chevelure quand je réalise combien il a raison. Les côtés négatifs ne peuvent s'effacer complètement. Heureusement, ils n'éclipsent pas les aspects plus joyeux, plus épanouissants, voire comiques quelquefois. Je commence à sourire bêtement, en livrant certaines anecdotes à mon ami :

— Tu n'as pas tort. Ça me force à me rappeler tous les bons souvenirs que j'ai déjà vécus dans mon cher service.

Je n'oublierai jamais l'infirmière qui m'a donné sa propre date de naissance quand j'ai demandé celle de son malade, le laboratoire privé qui nous a envoyé par erreur quatorze tubes de sang d'une patiente, se trompant sur la quantité à prélever, soit cent millilitres au lieu de dix. À l'inverse, des tubes de sang réceptionnés vides, sans aucune goutte du précieux fluide vital… une omission déconcertante. Je me suis toujours demandé s'il arrivait à d'autres professions de faire le même genre de bêtises. Par exemple, un employé de vente par correspondance pourrait-il envoyer un carton vide sans remarquer de problème ?

— Figure-toi que, lorsque je suis arrivée au centre de transfusion, un jour, un donneur nous a contactés, car il voulait savoir ce que nous entendions par « éviter un effort physique intense après son don ».

Pragmatique, Joey tente sa chance :

— Il envisageait de faire un match de rugby ?

Je pouffe de rire en annonçant la réalité :

— Non, il voulait savoir si on considérait les relations sexuelles comme un effort physique intense !

Même mon ami comprend que l'enjeu semble particulièrement disproportionné chez ce donneur au doute ardent. Piqué au jeu des anecdotes drôles, je retrace celles qui me marquent le plus :

— La plupart du temps, ce sont les jeux de mots avec les noms et prénoms.

Le premier exemple qui me vient en tête est celui des jumeaux Terrieur, Alain et Alex. Cependant, le plus mignon provient de la naissance, le même jour, de deux bébés aux prénoms célèbres de littérature.

— Peut-être est-ce une coïncidence, mais nous avons eu les prélèvements d'un Tristan et d'une Yseut, nés à quelques heures d'intervalle.

Certains détails deviennent de vraies pépites, comme Mme Lapiquée, infirmière de profession, ou une erreur de frappe qui donne trois cent quarante-deux semaines d'aménorrhée pour une femme enceinte, soit environ six ans de grossesse.

— Une de mes collègues a transfusé une petite au prénom imprononçable, composé uniquement de consonnes.

À force de raconter tous ces éléments de ma mémoire, je ris au bout du téléphone, sans m'arrêter.

— Quand j'y repense, ma garde la plus pourrie s'est terminée par mon plus grand fou rire. Nous avions une panne d'un de nos deux automates, une coupure réseau nous empêchant d'accéder à nos logiciels, un de nos onduleurs avait lâché, ça avait paralysé la moitié de nos centrifugeuses et incubateurs… Et ma collègue, devant notre dernier automate valide, qui s'écrie : « Il ne manquerait plus que celui-là tombe en panne aussi. » Je te jure, juste à ce moment-là, ce dernier a ouvert toutes ses portes, son écran est devenu noir. Lui aussi avait baissé les armes. Je n'ai jamais autant ri qu'à cet instant. On aurait cru un sketch. On a cravaché jusqu'au retour à la normale, mais ce souvenir reste paradoxalement le plus drôle de ma courte carrière, jusqu'à présent.

J'essuie les quelques larmes qui s'écoulent sur mes joues, à la suite de mon fou rire. Sans m'en rendre compte, juste en racontant toutes mes anecdotes à Joey, la tension qui stagnait dans mon corps se relâche. Une énergie nouvelle s'infiltre dans mes cellules et me redonne la pêche. Certes, je serais incapable de courir un marathon, cependant je retrouve un second souffle dans cette journée harassante. Et tout cela grâce à Joey, qui soudain me déclare :

— J'aime beaucoup t'entendre rire.

Son compliment déguisé me décontenance. Je ne sais comment réagir, ce qui n'empêche pas mes joues de rosir toutes seules. Je ne peux voir Joey, qui me parle à plusieurs kilomètres de chez moi, néanmoins je jurerais percevoir son sourire au travers du combiné. Même si ce geste reste totalement silencieux, quelque chose dans sa voix est légèrement plus doux, plus affectueux. Sans se douter du trouble qui m'agite, il enchaîne :

— D'habitude, tu es beaucoup plus sérieuse, comme si tu ne te permettais pas de te détendre.

Joey ne cherche pas de réponse auprès de moi. Il émet simplement son constat, car mettre des mots sur les situations l'aide à trier et ordonner ses idées. Toutefois, l'écouter énoncer des vérités pique mon cœur. Je ne suis pas devenue la femme que j'espérais. Mon ami ignore ces pensées secrètes et poursuit :

— Enfin, ce ne sont que des impressions. Ne te formalise pas sur ce que je dis.

Il se souvient de mon discours sur la plage, à propos de l'impact de ses paroles sans filtre. Il tient à spécifier :

— Mais je confirme, j'adore ton rire. Il est clair et apaisant… pour moi.

Je frissonne encore. Attendrie, je me permets de souligner son implication :

— Merci. C'est grâce à ce que tu m'as dit que j'ai ouvert les yeux sur mon travail. Dans ce coup de mou, tu as su me forcer à entrevoir les bons côtés du job.

Je n'ose m'épancher davantage, pourtant Joey est bel et bien à l'origine du déclic de mon lâcher-prise. Tandis que mon armure s'effiloche et que mon âme vulnérable se retrouve aux abois, il assène le coup de grâce :

— Leslie, tu me répètes souvent que ton métier est très important, car il permet de sauver des vies.

Ne comprenant pas où il veut en venir, j'approuve :

— C'est vrai. Au final, les poches transfusées contribuent, avec les autres soins, à sauver des patients.

Alors, Joey me démontre son raisonnement, son intonation toujours monocorde rythmant sa proclamation :

— Je crois que tu te trompes un peu. L'essentiel n'est pas ton travail, mais celui qui le réalise. Ce n'est pas l'intitulé de ton métier qui sauve des vies, mais toi.

Je déglutis. Cette fois-ci, ma salive n'a pas le goût amer qui m'assaille souvent. Joey utilise des raccourcis faciles. Pour autant, lorsque je l'écoute, je ne crois pas qu'il ait tort. Tout ce que la fausse modestie étouffe, tout ce que le train-train quotidien transforme en banalité, tout ce qui apparaît normal quand on rentre dans une routine barricadée par des procédures et des fiches d'amélioration, Joey vient de le remettre en lumière. Bouleversée par cette subite prise de conscience, je reçois un vrai regain d'estime de moi. Avec le temps, j'avais oublié l'évidence. À notre deuxième rencontre, Joey m'appelait « son héroïne » et je n'avais pas ciblé exactement le fond de ses propos. Je commence à entrevoir pourquoi. Je respire plus vite et m'interroge. Cette vision de percevoir notre environnement, est-ce cela l'optimisme ? L'autisme de mon ami l'aide à observer le monde tel qu'il est, et non comme la société et les conventions le façonnent. Il y a bien longtemps que je n'ai plus le sentiment d'avoir de l'importance pour qui que ce soit, à part pour Maman. Ce qui me convenait jusqu'à présent, ce que je recherchais même, d'une certaine façon, en adoptant une attitude solitaire. Or, le lien qui m'unit à Joey se renforce chaque jour un peu plus, et notre relation ne cesse de balayer mes convictions. Je change. Du moins, il arrive à extirper celle que je suis réellement, au fond de la carapace que j'érige continuellement. Avant notre rencontre, cette perspective m'aurait effrayée. Catégorique, j'aurais tout donné pour rompre ce contact qui m'offre tant d'espoir. Seulement, avec Joey, je ne peux couper les ponts. Je sais ce que je lui dois. Plus je le découvre, plus ce qu'il m'apporte devient un besoin. Ce qu'il extrait de mon cœur me rend plus légère, plus heureuse. Gourmande de ces sensations abandonnées depuis longtemps, je n'imagine pas m'en passer dorénavant. Jusque-là, Joey a toujours proposé le premier pour nous retrouver. À la suite de notre conversation, le courage de rééquilibrer la balance coule dans mes veines. Maladroite, je bafouille :

— On... pourrait... se voir quand ? Enfin, si tu veux, je ne t'oblige pas.

Confuse, je me tais. Pas si facile de chasser le naturel. Heureusement, Joey s'enthousiasme tout de suite :

— Bien sûr que j'en ai envie ! Je suis libre dimanche, toi aussi ?

J'approuve. À part rendre visite à Maman, je n'ai rien de prévu. Mon ami s'emballe :

— Tu veux venir chez moi ? Ou qu'on aille en balade ?

Comme notre dernière sortie a fini sous la pluie, l'idée d'un après-midi au calme m'intéresse plus.

Je partage avec lui cet avis et demande :

— Je préfère chez toi. Si tu veux, je peux apporter quelques jeux ?

Ravi, Joey s'extasie de mon initiative et commande ceux auxquels il aimerait rejouer. La perspective de le revoir électrise ma peau qui frémit. Lorsque nous raccrochons, malgré la fatigue, je suis excitée comme une puce. Se pourrait-il que les moments avec Joey soient les moments clés de mon univers ?

Chapitre 10

Dimanche arrive lentement. À moins que le temps ne s'amuse à s'étirer pour éprouver ma patience. À l'inverse de la garde infernale du jeudi, le vendredi a brillé par sa tranquillité. Tout a roulé avec une facilité déconcertante, dans une atmosphère totalement zen. Presque trop calme. Même samedi a défilé à l'allure d'un escargot essoufflé. Pourtant, entre les courses pour ma mère le matin et son grand exploit de l'après-midi, l'occupation n'a pas manqué. En ce moment, Maman semble avoir des ailes qui l'entraînent à se dépasser. Après le déjeuner, elle m'a demandé de l'accompagner dehors, pour prendre l'air. D'abord surprise par cette envie soudaine, j'ai assisté à la naissance d'une tornade. Équipée de baskets dormant dans son armoire depuis quelques années, Maman s'est munie de sa canne, d'un chapeau de paille couvrant son visage maquillé avec soin et d'une gourde d'eau stylisée de fleurs de lotus, clipsable à sa ceinture.

— Je ne connais pas cette gourde, ai-je remarqué.

Maman a levé avec fierté son menton en me renseignant :

— C'est un cadeau apporté mercredi par mes invités.

Visiblement, leurs encouragements pour la sortir de son antre ont porté leurs fruits. Telle une aventurière, ma mère a attrapé mon bras, conquérante. Quelque chose s'est modifié en elle. Auparavant, elle se résignait, préférant se cloîtrer chez elle, hormis pour ses sorties à la boulangerie et chez le coiffeur. Aujourd'hui, elle veut repousser ses limites et affronter la douleur lancinante de sa jambe. Quand elle m'a lancé un « je suis prête », j'ai eu le sentiment qu'elle ne parlait pas uniquement de la prochaine promenade. Se sent-elle suffisamment forte et assurée pour amorcer une nouvelle vie ? Je n'ai pas osé émettre le moindre commentaire. Je n'en avais aucun droit. Mon seul objectif consiste à l'accompagner dans ses démarches et à la soutenir au maximum. Elle sait que je peux tout lui donner. La cadence de ma maman s'est voulue entrecoupée de pauses où elle s'est amusée à détailler les panneaux publicitaires ou les affiches accrochées aléatoirement dans la rue. L'une d'elles annonçait dans quelques jours un grand festival autour du thème du printemps, avec animation et même son et lumière le soir. Maman a semblé tentée, sans être toutefois décidée à y aller. Ensuite, motivée, elle a repris sa marche. Elle m'a surprise en persévérant sans aucune plainte. En deux heures trente, elle a arpenté le quartier au complet et vidé presque entièrement sa gourde. À notre retour dans son appartement, je l'ai vue exténuée, mais réjouie. Ses progrès fulgurants m'ont épatée. En cinq ans, ils n'ont jamais été si spectaculaires. À croire qu'elle a déniché une source de motivation dans cette gourde magique, comme elle l'a surnommée. Pendant que ma mère s'est changée, j'ai lavé cet objet, en vérifiant, curieuse, qu'aucune boisson énergisante ne s'y trouvait. Presque avec déception, je n'y ai goûté que de l'eau plate. La potion miraculeuse n'existait donc pas. Restait juste une nouvelle volonté enflammée de la part de ma chère maman. À la suite de cet après-midi mouvementé, plein d'émotions, j'ai attendu avec impatience l'arrivée du dimanche. Et me voilà devant la boutique de Joey, un grand sac à dos pour compagnon, dans lequel s'amassent les jeux de société que mon ami voulait. Cependant, moi qui croyais sonner à la porte du fleuriste comme me l'avait demandé Joey, je me confronte à une porte ouverte par-delà laquelle j'entends une conversation agitée. J'hésite quelques secondes, puis me décide à entrer. Je me dirige vers le fond de la boutique où je découvre Joey et sa tante, ainsi qu'une autre femme aux cheveux châtains, un peu plus âgée que moi. Tous les trois entourent un chien aux poils noirs. Lorsque je surgis, celui-ci aboie, ce qui attire tous les regards vers moi. Le chien avance dans ma direction, aboyant de plus belle. J'amorce un recul, inquiète. La tante de Joey claque de la langue, rappelant la bête poilue vers elle. Bien qu'elle soit apparemment surprise de l'obéissance de l'animal, son procédé fonctionne. Joey, lui, s'approche de moi et me salue avec son sourire qui ne le quitte pas :

— Hello ! Je suis content que tu sois là.

J'aimerais lui répondre que moi aussi, seulement, la présence des deux femmes à nos côtés coupe ma propension à exprimer ma satisfaction. Et surtout, mes yeux ne se détachent pas du chien aux poils longs et légèrement emmêlés, qui renifle la truffe en l'air.

— J'ignorais que tu avais un chien, observé-je.

Joey se gratte la tête lorsque sa tante rectifie :

— Nous n'avons pas de chien, justement.

— Tatie, note son neveu, on ne peut pas le rejeter ainsi dans la rue.

— On ne peut pas le garder non plus. Et s'il appartient à quelqu'un ? s'énerve Mme Raturneau.

Ne comprenant pas toute la situation, j'assiste à cette conversation un peu tendue et constate l'agacement de la tante de Joey. Tout à coup, la troisième femme m'interpelle :

— Bonjour, mademoiselle ! Vous devez être Leslie ! Celle qui a retrouvé le portefeuille de Jojo ?

D'un mouvement de tête, je corrobore ses pensées. Visiblement, je viens de rencontrer Gwenaëlle, la collègue de mon ami, qui l'affuble d'un surnom détesté par celui-ci. Elle confirme ma supposition en se présentant :

— Moi, c'est Gwenaëlle. Je vous ai eue au téléphone l'autre fois.

Je m'en souviens parfaitement, autant que de son désintérêt pour récupérer le portefeuille de son patron. Même si cette femme apparaît individualiste, je ne peux médire sur son compte. Grâce à elle, j'ai pu revoir Joey, et notre amitié a pu commencer. Aussitôt, la trentenaire reprend :

— Excusez leurs chamailleries. Disons que nous avons un invité surprise.

Joey fronce les sourcils, le visage marqué. Il ouvre la bouche, quand un couinement l'interrompt. Le chien nous fixe tour à tour et se met à tourner en rond. La tante de Joey fulmine :

— Et il doit sortir maintenant.

Gwenaëlle se dirige doucement vers la sortie, appelant calmement le cabot qui la suit en remuant la queue. Elle s'arrête au niveau de la caisse, attrape une pelote et enroule autour du cou de la bête une espèce de ficelle, en guise de laisse. Le chien aboie en se dirigeant vers le trottoir, ce qui aggrave le ronchonnement de Mme Raturneau. Instinctivement, je me rapproche de Joey, jusqu'à ce que nos épaules se frôlent. Il m'explique alors :

— Ce chien traîne ici depuis plus d'une heure. Et nous ne sommes pas d'accord sur la façon de gérer cette situation.

— Pas du tout d'accord, se sent obligée d'insister sa tante.

Je comprends que l'entente n'est pas au beau fixe aujourd'hui entre les deux parents. Pour calmer le jeu, je tente de détourner l'attention de leur désaccord. Je cherche à déterminer comment la bête a pu échouer ici.

— Il s'est introduit par l'entrée des livraisons, m'indique Joey en me désignant une porte située en face de celle de son appartement.

Ouverte, celle-ci donne accès à une cour bétonnée par laquelle les livreurs apportent les différentes commandes.

— J'ai entendu gratter à la porte pendant plusieurs minutes, alors je suis allé voir. À peine l'ai-je entrouverte que ce chien a littéralement sauté dans l'arrière-boutique.

Linéaire, Joey décrit la suite avec précision :

— Derrière, il n'y avait absolument personne. Je suis donc parti devant, dans la rue, mais n'y ai trouvé guère plus de monde. Au loin, un homme venait dans ma direction. J'ai d'abord cru que c'était lui, le maître. Mais quand je l'ai abordé, il m'a affirmé n'avoir aucun chien.

Joey ajoute que ce quinquagénaire avait assuré préférer les petites minettes, mais je ne crois pas que mon ami ait saisi la plaisanterie. Sa tante intervient, d'humeur toujours bougonne, et désigne Joey en ronchonnant dans son menton proéminent :

— Je l'ai vu se trémousser dehors à la recherche de quelque chose, alors je suis sortie pour voir ce qu'il se passait. Et j'ai vu cette bestiole… dans notre magasin. Quelle…

Elle ne complète pas sa phrase, retenant ses pensées, certainement par bienséance. Apparemment, Mme Raturneau ne porte pas dans son cœur la fameuse bête à quatre pattes.

— C'est un berger polonais de plaine, annonce son neveu, scrupuleux de nommer correctement l'animal.

Je siffle d'admiration, reconnaissant à peine les différentes races les plus courantes. Décidément, le savoir de Joey se cache même dans des thèmes insoupçonnés. Le fleuriste sourit, contrairement à sa tante qui commence à faire les cent pas dans son commerce.

— En attendant, on ne sait pas d'où il vient.

Même si je me doute de la réponse, je préfère vérifier :

— Il n'a pas de collier ?

— Hélas non, rétorque Gwenaëlle, revenant auprès de nous, accompagnée du chien.

Je recule, les laissant passer devant moi. La demoiselle grimace, sa bouche formant un rictus contrarié.

— Pas de collier, et je viens de regarder ses oreilles, pas de tatouage non plus. À mon avis, il n'a pas de maître.

— C'est un clochard oui, réplique sa patronne, excédée.

Devant l'aspect sale et amaigri du chien, avec ses poils remplis de nœuds et truffés de bourres, je la rejoins sur cette conclusion. D'habitude impassible, Joey s'emporte tout à coup.

Il lève la voix, celle-ci se faisant plus grave :

— Arrête, tu pourrais avoir plus de tolérance.

— Je suis tolérante, s'offusque-t-elle, je n'ai juste pas confiance en ces animaux.

— Il n'a pas l'air méchant, contrebalance mon ami. Il fait absolument tout ce qu'on lui demande. Il est vraiment bonne pâte. Depuis qu'il est là, il n'a pas montré les crocs malgré tes cris continus.

La fleuriste devient écarlate sous la remarque effrontée de son neveu, dont le ton est malgré tout plus calme.

— Très bien, s'énerve-t-elle, mon avis ne compte pas dans ma propre boutique. Par contre, ça ne te dérange pas que ta copine en ait peur ?

Joey se retourne vivement vers moi, qui suis un peu plus en retrait depuis que Gwenaëlle et le chien sont revenus. D'une voix douce, il m'interroge :

— C'est vrai ?

Je ne veux pas le décevoir. Sa tante a eu la bonne intuition. Je frémis en repensant à certains souvenirs et confesse :

— Je ne suis pas très à l'aise avec eux…

J'éprouve le besoin de m'excuser quand j'observe le visage de mon ami déçu. Il me fixe et ses yeux trahissent sa contrariété. Je me mets à trembler lorsque Gwenaëlle coupe cet instant de gêne :

— Écoutez, je crois que pour commencer on devrait mener l'enquête dans le voisinage. On ne sait jamais.

Mme Raturneau lève les yeux au ciel et soupire :

— Si cela vous amuse. Je vous préviens, après, il ne remet plus les pattes ici.

Gwenaëlle parlemente avec sa patronne quelques secondes, tandis que Joey semble fâché. Je n'arrive pas à décrypter l'émotion qui le traverse, ce qui m'angoisse. Lui, dont les pensées suivent un cheminement si particulier, va-t-il considérer notre amitié comme impossible du fait de ma position sur les chiens ? J'aimerais lui parler, cependant sa collègue nous interpelle :

— Allez, Jojo, Leslie, au boulot. On a un mystère à percer.

Embarquée dans l'aventure, je suis aux côtés de Joey, à marcher derrière Gwenaëlle qui apparaît guillerette, semblant s'amuser des circonstances. Elle possède un corps fuselé et un visage angélique. Une vraie poupée, aux traits sans imperfections, qu'un léger maquillage sublime. Constater sa beauté me ramène à ma propre transparence. Elle capte la lumière autant que je l'évite. À ce moment-là, je pense à Joey. Comment peut-il affirmer avoir de si doux sentiments à mon égard quand dans son entourage gravite pareille personne ? Celui-ci marche toujours silencieusement et je n'ose plus le regarder, tant mon ventre se serre sous l'inquiétude. Quelque chose s'affole en moi, de manière pernicieuse. Après plusieurs échecs auprès des maisons voisines, nous avançons plus loin, entraînés par Gwenaëlle qui dirige les opérations. Je lui demande alors si elle n'avait rien d'autre à faire cet après-midi. Je m'aperçois que mes paroles sont plus qu'indiscrètes et à la limite de l'impolitesse. Nerveuse, ne comprenant pas pourquoi je suis dans un tel état, je bafouille :

— Enfin, je dis ça parce que vous auriez pu être occupée un dimanche.

Gwenaëlle rigole, amusée par ma question ou par mon bégaiement, je ne devine pas lequel des deux. Elle raconte ainsi l'appel catastrophé de la tante de Joey, quand celle-ci a découvert l'animal dans la boutique.

— J'ai un caniche à la maison, donc elle sait que je gère les chiens. Et comme je n'avais rien de prévu, je suis venue.

Elle tourne son visage si harmonieux vers moi et argumente :

— Et puis j'adore rendre service à mes super patrons. N'est-ce pas, Jojo ?

Elle exprime cette phrase avec une tendresse non feinte, et je perçois l'affection qu'elle leur porte. Même si cela est normal, cette configuration me donne la désagréable sensation de n'être qu'une étrangère à côté d'eux. Quant à Joey, il ne répond pas, le visage encore fermé. Nous avançons, frappons à de nombreuses portes, et après deux bonnes heures, l'ensemble des voisins interrogés affirme voir pour la première fois le berger polonais de plaine. D'ailleurs, à aucun moment ce dernier ne démontre une quelconque réaction devant ces différentes personnes, signe de l'absence de lien avec lui. Embêtée, Gwenaëlle s'adresse à Joey :

— Bon, pas de maître à l'horizon. C'est bien un vagabond.

— Je refuse que l'on contacte la fourrière, s'alarme-t-il tout de suite.

Sa collègue hésite. De mon côté, je quémande :

— N'y a-t-il pas une autre solution ? Je ne peux pas le prendre, en revanche, je peux participer aux frais de garde ou de vétérinaire, en attendant de lui trouver une famille.

— Ça, c'est gentil, note Gwenaëlle. Tu as une amie très généreuse, Jojo.

Elle me sourit et propose finalement :

— Comme j'ai déjà un chien, je veux bien garder celui-ci pour quelque temps. Je vais l'emmener chez mon vétérinaire et vérifier qu'il n'est pas pucé. On aura peut-être une bonne surprise.

Joey incline la tête, dubitatif, alors Gwenaëlle cadre les limites.

— Attention, s'il n'appartient à personne, je ne le prendrai pas définitivement. On est d'accord, c'est provisoire.

Mon ami la remercie et accepte le sursis qu'elle donne à l'animal. Il fera des annonces pour tenter de retrouver un éventuel maître, et au mieux, une nouvelle famille, le plus vite possible. Nous escortons Gwenaëlle et le berger jusqu'à sa voiture, garée plus bas que le fleuriste. Joey caresse le chien en lui promettant de tout faire pour lui trouver un abri digne de ce nom. Une connexion lie les deux individus, car l'animal couine à ses paroles et abandonne une léchouille sur sa main. Enfin, après quelques mots, Gwenaëlle démarre et nous laisse seuls tous les deux sur le trottoir. Même si bizarrement je me sens soulagée du départ de sa collègue, je redoute mon nouveau tête-à-tête avec Joey. Il doit tellement m'en vouloir. Avant que je n'amorce une parole, il partage avec moi son soulagement :

— Je suis rassuré. Il ne mérite pas de finir derrière les barreaux. Ce n'est pas parce qu'il est différent, moche ou sale qu'il doit être traité comme un paria.

Tout s'éclaire à ses mots. Je comprends désormais pourquoi il prend tant à cœur le devenir du chien et pourquoi il s'énervait devant sa tante. Quand il emploie le terme de tolérance, ce n'est pas un hasard. Le parallèle entre lui et le pauvre toutou se veut évident. Subitement, j'ai envie de le toucher, de prendre sa main pour lui certifier que, tout comme ce chien, il fait partie intégrante de ce monde et que rien ni personne n'a le droit de l'écarter de la société. Je lève ma paume vers la sienne puis me ravise. Mon comportement avec l'animal, tout en réserve, l'a probablement désappointé. J'ai agi à l'inverse de ses attentes.

Les larmes commencent à monter à mes yeux, révélant une tristesse que je ne pensais plus pouvoir ressentir avec une telle intensité. Je tente donc de les retenir en respirant plus vite, avalant de rapides bouffées d'air pour étouffer, du moins couvrir, les prémices du chagrin. Soudain, Joey attrape mon bras et me dévisage, tout en se qualifiant d'imbécile.

— Je ne suis qu'un idiot. Je t'en prie, excuse-moi.

Abasourdie, je ne réalise pas pourquoi ce pardon sort de sa bouche, alors que je me sens honteuse de mon comportement. Le regard de mon ami s'assombrit. Je le vois particulièrement tracassé.

— J'aurais dû le comprendre, répète-t-il en détournant la tête.

Comme je ne saisis toujours pas, étourdie, je balbutie :

— Pourquoi dis-tu ça ? Tu n'as absolument rien fait de mal.

À ce moment, Joey me fait face et le timbre de sa voix se teinte de révolte.

— J'aurais dû m'apercevoir que tu avais peur. Comment puis-je te protéger si je n'arrive pas à analyser tes émotions ? Je ne suis décidément qu'un crétin niais et stupide.

Quand Joey m'observe ainsi, tout se brise en moi. Désarmée, je ne me raccroche au présent et à cette terre que grâce à ses prunelles mordorées se plongeant dans les miennes. Les défenses érigées autour de moi s'effondrent, mes convictions s'écroulent, mes certitudes n'existent plus. Joey veut me protéger. Je me sens mise à nu face à lui qui, depuis le début, s'inquiétait pour moi. Ce que je prenais pour de la déception contre moi est en réalité sa colère contre lui-même, son agacement de ne pas savoir lire dans les gens, en moi en particulier.

— Quelle tare, cet Asperger à la con, s'irrite-t-il.

Ses ressentiments doivent être profonds pour qu'ils ressortent ainsi, dans une vulgarité que je ne lui connais pas. Je ne peux cependant pas le laisser se dénigrer de la sorte. Lui comme moi commettons la même erreur. D'un mouvement vif, je glisse mes mains dans les siennes et affirme :

— Ce n'est pas ta faute. Moi aussi je n'interprète pas toujours les situations de la bonne façon. Et pourtant, je n'ai pas ton trouble.

Le visage de Joey se détend peu à peu, tandis que je continue :

— Vu qu'on a tous les deux du mal à saisir les subtilités de nos émotions, je te propose qu'on les exprime. Si j'ai encore peur de quelque chose, je te le dirai. Je te le promets.

Sans mot dire, juste en hochant la tête, Joey approuve. Ses yeux pétillent d'une intensité incroyable. Peut-être suis-je la première à lui donner un outil pour mieux comprendre son entourage ? Touché par ma démarche, mon ami souligne :

— Ça me rend heureux que tu essayes de m'aider.

Son honnêteté ne le quitte pas. En revanche, à ce moment-là, un besoin d'éclaircir un point brûle ma gorge. Je ne peux avoir un si beau discours sans tenir ma parole. Donc, avec un courage modéré, tout en baissant les yeux, je lui demande :

— J'ai une question. Gwenaëlle… elle représente quoi pour toi ?

— C'est ma collègue, énonce-t-il innocemment.

— Elle a un copain ?

Je rêve ou je délire ? Je crois reconnaître les signes de la jalousie. Depuis quand je deviens si exclusive avec Joey ? Il n'est que mon ami. Aussitôt, il lève une de ses mains sur ma joue pour la caresser doucement. Ce geste m'oblige à affronter son regard, encore plus incendiaire qu'il y a quelques minutes.

— Je n'en sais rien, murmure-t-il.

Et comme pour me rassurer, il précise :

— Je ne connais pas sa vie, car la seule qui m'intéresse, c'est toi.

Mon cœur tape encore une fois beaucoup plus fort, sans que je puisse bouger et me défaire de la douce caresse de Joey. Sa main brûlante touche ma peau avec une délicatesse infinie. Le frôlement s'arrête, ne reste que sa paume dont la chaleur imprègne ma joue. Je n'ai plus la perception de notre environnement, je ne vois plus que cet homme qui me fixe avec une tendresse non dissimulée. L'espace entre nous semble se réduire sensiblement. Ses bras semblent vouloir m'enlacer quand, tout à coup, un cri brise l'instant suspendu :

— Alors, il est où, ce cabot ?

Je sursaute et recule, reconnaissant la tante de Joey. Celle-ci, depuis la boutique située à une cinquantaine de mètres, s'étonne de l'absence du chien et de Gwenaëlle. Joey soupire et me stipule :

— Je vais devoir lui expliquer notre arrangement. Je ne sais pas si elle va apprécier.

Il regarde sa montre et se désole :

— Je crois que notre après-midi jeux est sérieusement compromis.

En effet, nous n'avons plus vraiment l'esprit à nous amuser et sa tante va sûrement demander des comptes. Joey avance de quelques pas mais je l'arrête. Demain, je serai du matin et je me lèverai tôt. Je ne veux pas rentrer trop tard, car quelques préparatifs m'attendent. Je vais donc y aller. À mon annonce, Joey a l'air déçu, son regard laissant échapper une pointe de regret. Il s'empresse alors de m'interroger :

— Avant que tu partes, je voulais te proposer une sortie. Rien que tous les deux et sans imprévus, contrairement à aujourd'hui. Tu n'es pas contre ?

Je ne peux retenir le sourire qui étire mes lèvres, pendant

que je lui réponds :

— Bien sûr que non. Avec plaisir.

Je pensais qu'il n'avait pas réfléchi et que l'envie de rattraper notre après-midi manqué l'avait poussé à m'inviter. Seulement, en écoutant la suite de son discours, je m'aperçois que son projet est mûri depuis quelques jours.

— Vendredi prochain, il y a le Festival du printemps. J'aimerais qu'on y aille ensemble.

Ce nom m'interpelle. Hier, Maman a flashé devant l'affiche publicitaire de cette fête, hésitant à y aller avant d'y renoncer. L'idée de m'y retrouver avec Joey me rend fébrile, néanmoins, je sais d'avance que je ne peux lui dire non. J'accepte timidement, même si en mon for intérieur j'ai déjà envie de lui crier mon impatience. J'accompagne Joey qui ne cesse de sourire jusqu'à parvenir auprès de sa tante. Je la salue poliment, mais remarque son regard étrange posé sur moi. Je quitte ensuite Joey et me hâte de partir. Ma précipitation ne prend pas sa source uniquement dans mes horaires matinaux du lendemain. J'ai besoin de me calmer, d'apaiser mon cœur qui tambourine depuis plusieurs minutes avec une violence démesurée. Quelques gouttes de sueur perlent à la racine de mes cheveux et dans mon dos, montrant la fièvre qui s'empare de moi. Un tourbillon se déchaîne dans ma poitrine, tempête que j'essaye de maîtriser. J'aime énormément Joey en tant qu'ami. Pourtant, il y a quelques instants, pendant une seconde, mon regard s'est posé sur sa bouche et un désir a surgi en moi. Je me raisonne, me persuadant d'avoir rêvé cette sensation. Je ne sais toujours pas si aller avec Joey à ce festival est foncièrement une bonne idée, cependant je n'aurais pu me résoudre à refuser. Plus le temps s'écoule et moins je peux me passer de sa présence. L'impatience est désormais un sentiment qui ne me quitte plus. Toutefois, à trop vouloir le soleil, je crains de brûler mes ailes.

Chapitre 11

Depuis dimanche, je m'oblige à occuper mon esprit, histoire de fuir les sentiments indécryptables qui s'amusent à perturber mon quotidien. Je dois fournir plus d'efforts pour rester concentrée et ne pas me disperser dans des songes éveillés. Imaginer des scénarios improbables ne m'apportera que souffrance et désillusion. Autant je chasse l'image de la bouche de Joey, n'osant fantasmer son goût, autant j'affronte plus difficilement le souvenir de Gwenaëlle. Elle semble si investie auprès de la famille Raturneau qu'elle ne peut dissimuler une profonde et réelle affection pour les deux personnages. Je ne parviens pas à déterminer s'il ne s'agit que de sympathie ou... davantage. La façon dont elle regarde Joey est véritablement douce et je ne saurais dire si elle relève juste de la simple amitié. La remarque de mon ami m'a cependant rassurée. Et pourtant, qui suis-je pour craindre cette femme, pour m'opposer à autre chose entre eux ? Ne voulais-je pas le bonheur de Joey, par-dessus tout ? Rien n'est clair dans mes propos. Je ne comprends pas pourquoi je vis cette dualité de pensées. J'ai perdu la faculté de résoudre les énigmes que les relations humaines imposent tant je me suis recluse dans une bulle ces dernières années. Je le savais, accepter l'amitié de cet homme me mènerait au-devant de nouveaux combats. Je dois rester à ma place, mais effacée devant ce que je n'ai plus le droit d'atteindre. Par conséquent, pour esquiver les mécanismes corrodés de mon âme et son chaos intérieur, je dépense toute mon énergie à soutenir Joey dans sa cause animale. Chaque soir, nos textos habituels sont remplacés par des appels téléphoniques où nous échangeons nos progrès ou non sur la recherche de maître pour le berger polonais errant. Pour le moment, les affiches que Joey a collées dans son quartier n'ont rien apporté. À tous ses clients, il demande inlassablement s'ils n'ont pas perdu un chien et, à défaut, s'ils désirent en adopter un. Malgré sa bonne pub sur la bête, personne ne s'avère intéressé. De mon côté non plus. Grâce à la boîte mail générique de mon établissement, j'ai pu envoyer un message à l'ensemble des collaborateurs des centres de transfusion de la région Ouest Bretagne, misant sur l'entraide et la chance. Hélas, à part un collègue qui s'est rétracté après avoir appris la race du chien, aucun n'a répondu favorablement. Le gabarit assez imposant de la bête freine les potentielles familles intéressées. Pour le moment, les annonces sur les réseaux sociaux n'ont rien donné, à croire que le berger polonais de plaine a un pouvoir répulsif intégré. Joey ne désespère pas, m'encourageant à ne pas baisser les bras.

Toutefois, vendredi arrive sans qu'aucune bonne nouvelle nous réjouisse. En ce jour de notre rendez-vous, je ne travaille pas. Toute la journée se veut horriblement longue. Même l'appel à ma mère, pour obtenir sa liste de courses pour le lendemain, ne calme pas ma nervosité. Ma tenue, composée d'une robe rouge et noir en voile léger, est prête depuis onze heures ce matin. Je résiste à ne la mettre qu'aux environs de dix-sept heures, quand je décide de me maquiller. Toujours au naturel, j'ose pour une fois sortir la palette offerte par Maman pour mon dernier Noël, encore intacte dans son emballage. J'opte pour des teintes pastel, n'alourdissant pas la blancheur de ma peau. Un peu de fard à paupières orangé tranche avec le gris de mes yeux. Cela fait si longtemps que je ne me suis pas autant pomponnée que j'ai du mal à croire qu'il s'agisse bien de mon reflet dans le miroir. Je file prendre mon bus avec un peu d'avance. Je dois passer par le fleuriste où m'attend Joey, et ensemble, nous irons à pied jusqu'au centre-ville à proximité. Je ne veux pas faire défaut à sa ponctualité, une de ses grandes qualités. Je n'en reviens pas. Ce rendez-vous m'apparaît comme une parenthèse trop enchantée, illuminant mon quotidien si terne. À l'intérieur du car, on m'observe. J'ai l'impression de sortir de l'ombre qui me protège habituellement. Dépassée, je garde les yeux fixés au sol pour fuir tous les regards qui se dirigent vers moi. Je n'aurais jamais cru qu'une simple robe et quelques touches de maquillage apporteraient une si grande dose d'assurance. Du moins, en apparence. Les autres me renvoient aux pensées sombres qui m'habitaient continuellement avant ma rencontre avec Joey. Nous sommes « confortables » derrière nos masques. La preuve. Je ne suis pas différente d'hier, et pourtant mes vêtements du jour modifient peut-être la perception qu'on a de moi. En jupe ou en pantalon, je cache malgré tout mes secrets. Personne ne se doute de mon histoire. Lorsque je descends du bus, et que mes pas me portent vers Joey, je décide de chasser temporairement mes chimères et de profiter de l'instant présent. Mais quand je pénètre dans le commerce, avec à mon tort plus d'un quart d'heure d'avance, et que Mme Raturneau me lance un regard noir, les prochaines minutes promettent de manquer de souplesse. Aucune trace de mon ami, je vais devoir essuyer seule ce qui me semble des foudres.

— Mademoiselle Leslie, amorce-t-elle.

Le ton rude et froid ne laisse pas la place à une quelconque imagination. La patronne veut transmettre un message, coûte que coûte. Elle passe ses yeux sur l'ensemble de ma silhouette, comme un radar qui scannerait les moindres détails de mes vêtements. Essaye-t-elle de lire au plus profond de moi, derrière ma façade protectrice, pour y dénicher la réponse qu'elle semble chercher ?

— Vous savez que les parents de Joey sont décédés ?

J'approuve, affichant un air contrit.

— Je l'ai élevé comme mon fils, poursuit-elle, assurée. D'ailleurs, je le considère ainsi.

Cette confession touchante m'émeut. Dans ses paroles, j'entends tout l'amour que la tante porte à son neveu. En revanche, le ton sec qu'elle utilise pour s'adresser à moi par la suite est empreint d'aigreur.

— Je veux le protéger. Sa différence l'a trop souvent amené à croire sur parole des personnes mal intentionnées. Il a déjà trop souffert.

Elle rougit instantanément. Sa peau, miroir de son âme, démontre les tourments qui déchirent ses pensées. Elle ajoute, en s'éclaircissant la voix :

— Je refuse qu'il souffre davantage.

Son ton se veut plus agressif. L'avertissement qu'il m'envoie me donne la chair de poule. Dans ses iris, je vois sa conviction. Je représente un danger, une menace. Je ne sais pas tout ce que Joey a vécu auparavant. Je devine que sa vie n'a malheureusement jamais été de tout repos, et celle de sa tante non plus. Le handicap ne se limite pas à la personne atteinte, elle se répercute sur tout son entourage. J'en sais quelque chose, je comprends la crainte de la fleuriste. Il n'y a pas si longtemps, moi aussi, je mettais en garde gentiment mon ami pour lui conseiller de faire attention. Accorder sa confiance ne doit s'effectuer qu'avec prudence. Tout de suite, j'aimerais me défendre, assurer que mes intentions sont bonnes envers Joey. Malgré tout, un autre argument se profile dans ma bouche qui ne peut se taire davantage. Sans hausser le ton, sans montrer une quelconque défaillance non plus, je tiens à insister sur un point :

— Vous savez, moi aussi j'aurais tendance à vouloir éliminer tout danger autour de Joey.

Je fixe la patronne, affirmant la perception de la situation :

— Mais je pense que l'on se trompe toutes les deux.

Surprise, la quinquagénaire fronce ses sourcils broussailleux et rougit une nouvelle fois. Même si ma première impression la rendait drôle et joviale, je me rends compte combien elle n'aime pas être contrariée dans ses propos. Simplement, je ne peux résister à continuer, malgré la sévérité qu'arbore son visage rondouillet. Je respire un grand coup et perçois les effluves des narcisses qui patientent dans un vase translucide à côté de moi. Courageusement, je note :

— Votre neveu n'est pas si fragile. Il est beaucoup plus déterminé et têtu que vous ne le croyez. En apprenant à le connaître, j'ai découvert un homme fort, qui accepte ses faiblesses et qui essaye de vivre le plus normalement possible.

Sans aucun doute, Joey me surpasse à bien des égards.

Comme le dit si bien le proverbe, si Joey ne se confronte jamais à rien, rien ne pourra lui arriver. Cela vaut également pour le bonheur. L'amour maternel de Mme Raturneau me fait penser à ma propre mère. Et parfois, sans le savoir, l'amour débordant aveugle la réalité. Je suis intimement convaincue que la tante de Joey se fourvoie. Elle bégaye des onomatopées imprononçables, déstabilisée par mes paroles. Alors, je m'approche d'elle et la remercie :

— Joey a une chance phénoménale d'avoir une tante si géniale et si investie. Je suis heureuse qu'il ait pu grandir auprès de vous.

Ses sourcils s'arquent dans une forme ovale presque parfaite. Je m'avance encore, pour lui faire face. Je prends ses mains et les serre dans les miennes, en soutenant son regard qui semble halluciné par mon audace.

— Je peux vous garantir de ma bonne foi, juré-je. Je tiens énormément à lui et je ne veux absolument pas profiter de sa gentillesse.

Pendant quelques instants, la fleuriste ne bouge plus. Elle me scrute, cherchant à débusquer des mensonges dans ma promesse. Elle se mord les lèvres, ne parvenant certainement pas à juger de ma sincérité. Puis elle recule, se dégageant de moi. Même si mon discours la rassure, j'apparaîtrai toujours suspecte à ses yeux tant qu'elle ne me connaîtra pas davantage.

Elle a saisi une nuance dans mon dialogue. Intelligente et pertinente, elle appuie sur ce que mon non-dit suggère :

— Vous me garantissez ne pas profiter de lui ? Mais vous ne me dites pas que vous ne lui ferez jamais de mal !

Elle a totalement raison. Et je ne peux le lui promettre. Par expérience. Elle grommelle quelques mots, que je ne décode pas, avant d'énoncer :

— Je ne peux vous soutenir.

Ses yeux brillent d'un éclat fier. Elle ne cédera pas :

— Si vous ne voulez pas lui causer des misères, ne lui faites pas miroiter ce que vous ne pourrez pas lui donner.

J'incline la tête sur le côté pour lui signifier que je ne comprends pas cette insinuation.

— Je ne mens pas à Joey, j'insiste.

Sa tante m'observe sévèrement. Qu'imagine-t-elle ? Que je fais de beaux discours à Joey que je suis incapable de tenir ? Son ton devient vindicatif et acerbe.

— Vous saurez quand vous aurez franchi la ligne rouge. Et vous vous rappellerez ma mise en garde. Alors si vous êtes honnête, vous saurez quoi dire à mon neveu.

Ses paroles pénètrent mon cœur sans douceur. J'ai le sentiment que des éclats de verre viennent de s'engouffrer dans mes veines et dans mon âme. Je tombe dans l'œil du cyclone, sachant pertinemment que la tempête arrive bientôt.

Je possède beaucoup de cartes en main, sans savoir lesquelles je vais devoir jouer.

Chapitre 12

Je reste figée pendant quelques secondes. Jusque-là, j'analysais l'impact de Joey sur ma propre vie. Uniquement unilatéralement. Je n'ai pas assez approfondi l'inverse. Qu'est-ce que j'apporte à Joey ? Plus de bien que de mal ? Ou le contraire ? Même si mes intentions demeurent nobles, peut-être sa tante a-t-elle raison. Ma présence dans sa vie n'est pas négligeable, malgré les barrières fixées dès le départ. Le parfum des narcisses que je trouvais enivrant jusqu'à présent devient entêtant, à l'excès. Il donne à mes pensées une odeur nauséabonde. La voix un peu plus chevrotante, je répète à la fleuriste que Joey est mon ami, quand celui-ci sort de son appartement. Je l'entends au loin, reconnaissant le cliquetis de son verrou, puis ses pas dans l'arrière-boutique. Il déclame à sa tante, par-delà les cloisons :

— J'y vais, Tatie. Leslie ne devrait plus tarder.

Tandis qu'il pénètre dans la zone de vente, il enfile un blazer noir qui lui donne un look rock très stylé, complètement différent de l'image, plus sérieuse, qu'il renvoie habituellement. Une pochette métallisée qu'il porte en bandoulière apporte une touche supplémentaire de peps à sa tenue. Lorsqu'il m'aperçoit, Joey s'illumine, radieux.

— Tu es déjà là ? s'enquiert-il, malheureux de réaliser ma présence seulement maintenant.

Je ne peux répondre, Mme Raturneau s'y emploie :

— Ne t'inquiète pas. Elle vient d'arriver.

Elle me regarde d'un air entendu, avant de se hâter vers une rangée de bouquets qu'elle réaligne dans une droite impeccable. Joey ignore totalement notre conversation, alors je dois me plier à ce jeu malsain. Avec empressement, j'entraîne mon ami au-dehors, prétextant ne pas vouloir manquer les premières animations. L'enthousiasme de Joey se ressent à des kilomètres. Il siffle et parle sans cesse, énumérant le programme dans ses moindres détails. Visiblement, il a sérieusement étudié la question. Je l'écoute, essaye d'être attentive, mais les mots de sa tante tournent encore dans mon cerveau qui n'arrive pas à déconnecter. Nous allons bientôt atteindre la rue piétonne, place centrale de la ville, lieu d'une majorité des animations de la soirée, quand mon camarade me retient. Dans cette rue perpendiculaire que nous traversons, peu de monde circule, toutefois, de la musique nous parvient déjà. Malgré les rythmes entraînants, je distingue parfaitement l'interrogation de Joey :

— Tu es nerveuse ? Qu'y a-t-il ?

Surprise, je désapprouve par un hochement de tête lorsque

le jeune homme lève sa main pour toucher la mèche glissée derrière mon oreille droite.

— Quand tu places ainsi des cheveux, remarque-t-il, c'est que tu ne te sens pas bien.

Médusée, je me vois percée à jour. Joey doit m'observer attentivement pour avoir distingué ce trait de ma personnalité. Devant ses yeux mordorés qui cherchent une explication, j'abdique.

— J'avoue. J'ai beaucoup de choses qui tournicotent dans ma tête.

Désireuse de ne pas lui gâcher la fête, je me reprends :

— Je suis désolée. Je veux tout autant que toi profiter de cette soirée. Je vais faire un effort.

Tout à coup, Joey fouille dans sa pochette, d'où il en ressort une espèce d'enveloppe. Il l'ouvre et me présente une fleur rose pastel, positionnée sur une petite barrette violette. Il me la montre, en expliquant l'avoir créée ce matin.

— Je l'ai fabriquée pour toi. Es-tu d'accord pour la porter ?

Troublée, je balbutie un « oui » qui franchit mes lèvres tout seul.

— Tu veux bien que je te la mette ? me soumet-il. Ce sera plus simple.

Sous le choc, je détourne le visage légèrement, laissant ma chevelure à sa disposition. Mes joues ne cessent de s'empourprer, tant son cadeau me touche.

— Heureusement que tu n'as pas attaché tes cheveux, murmure-t-il plus près de moi en fixant l'épingle. Cela donne un résultat superbe.

Il se recule et admire son œuvre, satisfait.

— Tu es vraiment belle, me complimente-t-il.

Je tente de ne pas devenir cramoisie et le remercie sincèrement, affirmant que son geste compte beaucoup pour moi.

— Comment puis-je te rendre la pareille ? demandé-je, insistante.

Joey sourit et réplique :

— Si cet accessoire pouvait t'aider et te détendre, j'aurais tout gagné.

Mon cœur cogne plus fort. Je ne peux rester insensible à sa requête. Je dois sortir des sombres idées qui tourbillonnent en moi, pour que notre rendez-vous ne devienne pas un fiasco. Joey mérite de passer une belle soirée. Je regonfle mes poumons et affirme :

— Je te le jure. On va bien s'amuser ce soir.

Joey rit de plaisir à ma phrase enjouée. Je plonge alors dans un piège que je ne soupçonnais pas.

— En plus, je suis sûre que, dans le langage des fleurs, celle-ci donne du courage.

Mon ami affiche un petit rictus qui lui dévoile des fossettes à chaque coin de ses lèvres. Je n'avais jamais visualisé ce détail que je trouve particulièrement charmant. Je l'implore de me répondre, en l'interrogeant à nouveau :

— Je me trompe ? D'ailleurs, c'est quelle variété ? Je n'y connais pas grand-chose.

Puisqu'il s'amuse de mon ignorance, je lui tire la langue, comme une petite fille. Il se penche un peu vers moi et assène :

— J'aime mieux ça.

Je le confesse, je me sens beaucoup mieux. Nous nous remettons en marche, pendant que Joey m'apprend :

— C'est une anémone. Elle possède pas mal de significations.

Nous pénétrons dans la rue piétonne, le bruit de la musique dans les haut-parleurs se veut plus fort. Joey continue, listant les symboles attribués à la fleur qui décore ma coiffure :

— Étymologiquement, elle signifie « fleur du vent ». Elle caractérise la confiance et l'affection. Mais pas seulement.

Il articule la suite juste au moment où les haut-parleurs déraillent et libèrent un larsen strident, piquant les tympans. Le monde dans la rue crie mais, par chance, le crissement ne dure que quelques secondes avant de laisser place au silence. Joey pose sa main sur mon épaule pour vérifier que je vais bien. Pour le rassurer, je gonfle le bras en signe de superpouvoir. Studieuse, je répète ensuite les symboliques de son cadeau :

— Avec « l'affection et la confiance » auprès de moi, je ne

peux que me sentir bien.

Il me scrute quelques secondes, puis me demande mon avis :

— On commence par faire le tour des artisans ? Ou tu veux d'abord aller à la présentation des jeux traditionnels ?

Je réfléchis et décide de démarrer par les jeux.

— Si on veut acheter des bricoles, on sera chargés pour l'animation. Il vaut mieux être stratégique.

Joey applaudit, admirant ma réflexion, et m'indique le côté gauche de la rue, où se tiennent les fontaines autour desquelles la présentation a lieu. Je le suis alors qu'il amorce quelques pas dans la direction désignée. Je souffle de soulagement. Il n'a pas insisté. Pour le moment, je préfère lui donner l'impression que je n'ai pas entendu le reste de la symbolique de l'anémone. Qu'aurais-je pu répondre à « persévérance » et surtout « amour intense » ? Le voile que je refuse d'enlever sur mes sentiments se fissure lentement. Je ne peux me permettre qu'il se brise complètement. Je rejoins mon ami et nous hâtons le pas vers la première animation de la soirée. Les spectateurs sont nombreux, néanmoins, peu osent franchir le pas pour essayer les différents jeux, même sous l'encouragement des animateurs. D'un accord commun, Joey et moi ne voulons pas nous priver. Nous nous mêlons aux autres participants et nous nous défions à plusieurs jeux en bois. Je connaissais celui de la grenouille, dont le but est de lancer un palet sur un plateau percé de trous, amenant à différentes trappes de scores multiples. Mon adresse se veut plus précise que celle de Joey, puisque je parviens à faire entrer mon palet dans la gorge de la grenouille, trou valant le plus de points. Aux quilles finlandaises, Joey me lamine totalement. Nous rivalisons ensuite aux divers billards. Tandis que je visualise les billards français et américains, je découvre leurs cousins hollandais et japonais. Joey arrive à m'en faire l'historique avant même que l'animateur ne s'en charge, ce qui me fait rire. Comme il ne comprend pas, je lui chuchote :

— Tu lui piques son boulot.

Pragmatique, il me rend encore plus hilare quand il me prévient :

— Je l'ai entendu tout à l'heure. Il s'est trompé. Il a dit que le billard hollandais a été inventé au XVIe siècle, alors qu'il s'agit du XVe.

Le fou rire me gagne, sans que je ne puisse le contenir. Je reconnais bien là mon ami, plus doué que les soi-disant spécialistes. Je tente de reprendre mon sérieux en lui demandant comment il peut s'y connaître autant sur ces billards.

— La majorité des clubs sont localisés en Alsace, dans le Nord et chez nous, en Bretagne, m'informe-t-il. Tu n'y as jamais joué ?

— Absolument pas.

Notre tour des jeux traditionnels ne s'achève pas aux

billards, qui semblent pourtant beaucoup intéresser Joey. Notre attention se porte sur le Bomboleo, un jeu d'équilibre consistant à placer des pièces en bois sur un plateau instable. Cette fois-ci, j'ai plus de chance, et grâce à mes lancers de dés, je gagne contre mon ami. La tendance se poursuit au Roll Up géant. Certains jeux possèdent des appellations étonnantes, comme le Trou-Madame, d'origine médiévale. Notre bataille se termine sur un plateau de dames où, bien évidemment, Joey remporte la victoire haut la main. Malgré ma dernière défaite, je sors en m'éloignant du stand. Je n'ai pas vu le temps défiler et je m'aperçois que nous jouons depuis une bonne heure. Joey partage avec moi son trio de tête dans ses préférences, et j'approuve son choix. Je regarde ma montre et propose au vu de l'heure :

— On s'achète de quoi manger ?

Justement, à quelques dizaines de mètres, une buvette vend de quoi nous rassasier. Le ventre de Joey grogne, devançant sa réponse. Pendant le repas, nous débattons sur la suite du programme. Un marionnettiste doit se promener dans le centre-ville, en même temps qu'un spectacle de jongleurs. Embêté, Joey n'arrive pas à se décider, souhaitant voir les deux. Ragaillardis par notre sandwich et nos frites salées, nous courons de l'un à l'autre comme des petits fous. Le marionnettiste trimbale une espèce d'autruche reliée à son maître par des fils de laine de toutes les couleurs. « L'animal » possède des yeux aussi gros que des balles de ping-pong, mais surtout des poils hirsutes qui s'éparpillent dans tous les sens.

— On dirait le peignoir hérisson que tu m'as donné, remarque Joey en s'esclaffant. Promets-moi que je ne ressemble pas à cette chose.

À nouveau, j'éclate de rire. Joey s'inquiète, toutefois je laisserai le mystère planer. Je note simplement :

— Moi, j'aime bien les petits hérissons. Ils sont trop mignons.

Dubitatif, Joey arbore une moue songeuse, peu convaincu. Nous voguons ensuite au gré du vent, attendant patiemment la tombée de la nuit, tardive. Vers 22 h 40, le spectacle de son et lumière doit avoir lieu vers le théâtre, et l'un comme l'autre, nous désirons admirer l'apothéose de la fête du printemps. Néanmoins, l'heure n'est pas encore venue, nous devons attendre. Sans nous ennuyer, nous croisons la route de danseurs qui virevoltent dans les airs au prix de certaines voltiges. Leur grâce m'impressionne. Ils dansent avec une agilité incroyable, à tel point qu'on croirait leurs acrobaties faciles, abordables pour les non-initiés. À voir leur joie de vivre, je parie qu'ils s'amusent réellement. Un peu plus loin derrière, un orchestre entre en scène. Armés de grosses caisses, tambours et trompettes, les musiciens promettent un spectacle de percussions renversant. Décidé à mettre l'ambiance, chaque troubadour frappe gaiement ou souffle à gorge déployée dans son instrument. L'orchestre se rapproche de nous, quand je vois Joey grimacer. Aussitôt, je m'inquiète pour lui.

— Ça va ?

Il approuve par des mouvements vifs de la tête, cependant je comprends rapidement que l'intensité des percussions le perturbe et le dérange. Je n'attends pas une minute supplémentaire. J'attrape son bras et le force à me suivre. Comme il résiste, je le prie de m'écouter :

— Viens, s'il te plaît. Moi aussi j'ai besoin de me retrouver cinq minutes au calme.

Je désigne une petite ruelle sur notre droite et explique :

— Par là-bas, on peut atteindre les rives de l'Elorn.

Joey se laisse guider par mon bras qui agrippe le sien. Plus nous avançons, plus nous nous éloignons de la foule qui se rassemble, compacte, autour des musiciens. Bientôt, sous la pénombre du ciel, nous approchons du bord de l'eau. Nous nous assoyons dans l'herbe, sans nous apercevoir que nous sommes complètement seuls. Pendant quelques minutes, nous nous taisons, profitant du silence qui règne ici après le tumulte dont nous venons de nous extraire. Lorsque je perçois quelques étoiles briller dans le début de la nuit, je prie secrètement pour que le temps s'arrête. Je refuse d'arriver au lendemain, loin de ces moments si doux, au goût de petit miracle.

Chapitre 13

— Je ne veux pas que tu te prives pour moi, s'agace Joey.

La nuit s'obscurcit, mais les réverbères s'allument, me permettant de discerner l'embarras sur le visage de mon ami. Je lui touche le bras et relativise :

— Je ne me prive pas. Je m'adapte à toi et cela me fait plaisir.

Sincère, Joey avoue :

— C'est une première pour moi. Je ne suis jamais allé à un festival… Avec Tatie, nous tenons parfois des stands de fleurs dans certaines fêtes associatives. Elles ne sont cependant jamais aussi grandes et bruyantes. Et je n'y vais jamais en tant que visiteur.

Il se racle la gorge, réfléchit et conclut :

— Je ne pensais pas que l'orchestre me gênerait.

Fataliste, il hausse les épaules.

— J'ai peut-être un peu minimisé mon autisme. Je constate de nouveaux effets secondaires.

Avec douceur, je le réconforte :

— Tu développes ton expérience. Je n'appelle pas cela un échec.

Joey soupire et me trouve bien compréhensive. Certes, plus je le découvre, plus j'entrevois sa particularité. Son trouble ne m'effraie pas pour autant. Ce n'est pas une histoire de compréhension, mais plutôt simplement un état d'acceptation. Parce que j'accepte Joey tel qu'il est, avec sa façon de vivre différemment, s'adapter à lui ne devient pas une corvée, juste une normalité. Un fait qui ne devrait même pas être souligné. Peut-être est-ce cela le fond de la tolérance ? Malgré mon discours, il s'en veut toujours un peu.

— OK, raisonné-je, je vais devoir te forcer à jouer aux gages.

Surpris, lui, qui jusqu'à présent courbait le dos, se redresse, attentif.

— Si je gagne, tu arrêtes de t'en vouloir.

Il me fixe pendant quelques secondes avant d'accepter, prêt à relever le défi.

— Le problème, argumente-t-il, c'est que je n'ai aucune imagination. Je ne sais pas quoi te proposer.

Il y a bien longtemps que je ne joue plus à cela. Les expériences antérieures remontent à mon adolescence où les gages tournaient bien souvent autour des garçons.

— Attends, m'exclamé-je, on va trouver ça.

Je sors mon portable et tape les mots-clés « idées de gages ». Je lève le pouce et commence :

— Rire en faisant la gamme ascendante ou descendante.

Joey semble sceptique, donc je poursuis :

— Chanter un air en miaulant.

Cela l'égaye davantage, mais je préfère lui laisser le choix. Entre faire plusieurs pas à cloche-pied, réciter une poésie, prononcer des phrases à l'envers, il me propose de lui citer vingt verbes commençant par la première lettre de mon prénom en moins d'une minute. Joey donne le top départ du chronomètre, les yeux rivés sur sa montre. Après lire, louer, lécher, louper et lancer, je manque d'inspiration. Toutefois, en moins de soixante secondes, comme promis, j'arrive à m'en sortir avec comme mot final loucher.

— Trop facile, siffle le jeune homme en soupirant.

Tout en souriant, je lève mes sourcils et l'avertis :

— Maintenant, on se la joue cool.

Joey acquiesce, laissant son regard se poser sur les ondulations du fleuve. Notre silence se prolonge plusieurs minutes, sans que cela me mette mal à l'aise. Et pourtant, d'habitude, cela me gêne. Il y a quelque chose de naturel entre nous, et même ces moments sans paroles trouvent leur sens et leur place. À cet instant, Joey m'interroge :

— Tu crois au destin, Leslie ?

Sa question soudaine me frappe, néanmoins je n'ose pas lui demander pourquoi cette remarque subite. Malgré ma volonté de lui répondre, je n'y parviens pas facilement. Si le destin existe, il n’a pas toujours été tendre et je le maudis pour ce qu’il a fait de moi.

— J’aime à penser que le hasard ou les coïncidences existent plutôt, noté-je finalement.

Joey se pince les lèvres. Je me doute que ma réponse le déçoit. Il corrige aussitôt :

— Moi, je suis convaincu que c’est le destin qui m’a mis sur ta route.

Son allusion me donne le sourire. Je veux renchérir et lui expliquer que peu importe, l’essentiel est notre rencontre, mais il enchaîne :

— Tu crois à l’amour ? Je veux dire, au grand amour ?

Je n’avais pas envisagé que notre discussion s’oriente dans cette direction. Avec un certain recul, j’analyse :

— Pour te dire la vérité, quand j’étais petite, je n’y croyais pas.

Surpris, Joey m’observe, attendant la suite de mon histoire. Voulant combler sa curiosité, je reprends :

— Pour deux raisons. La première provient du fait que mon père nous a abandonnées, ma mère et moi.

Cela, Joey l’ignorait. Lui dévoiler cette part de ma vie représente un pas immense vers une certaine reconstruction. Jamais je n’avais mentionné l’acte de mon père à un ami, bien que mon indifférence pour cet être ne soit plus à démontrer.

— Je me disais que si l'amour existait vraiment, un papa ne pourrait se passer de celui de son enfant.

Joey s'excuse, trouvant mon histoire tragique. Je l'arrête tout de suite, affirmant ne pas souffrir de son absence. Pour la raison suivante, je tâtonne sur le choix de mes mots :

— La deuxième est plus… innocente. J'ai toujours été une petite fille très terre à terre et je possédais des concepts très personnels.

Je tente d'être claire sur ma croyance d'antan.

— Pour faire simple, comme je ne savais pas ce qu'était l'amour dont je ne reconnaissais pas les signes, je me basais sur mes autres émotions. Quand Maman me laissait à la garderie au périscolaire, elle me manquait terriblement. J'en avais mal au ventre, j'avais mal au cœur de la voir partir, m'abandonnant avec d'autres enfants avec qui je n'avais pas envie de jouer. J'en pleurais même. Alors j'avais décrété que l'amour n'existait pas, le manque si.

Les poumons vidés d'air, j'inspire.

— Waouh ! s'exclame Joey. Quelle démonstration ! Tu as dû cartonner aux épreuves de philosophie du bac.

J'éclate de rire, puis plus sérieusement, je précise :

— Je n'ai pas l'âme littéraire. J'adore lire, ça oui. Mais disserter, c'est une autre paire de manches. D'autant plus qu'il me manquait quelque chose à l'époque.

— Quoi donc ?

Je baisse les yeux et retiens le mot « culpabilité » dans le fond de ma gorge. À la place, d'une façon qui se veut détachée, je lâche :

— La maturité.

Joey me voit replacer mes cheveux en arrière, bien que ma barrette retienne la mèche rebelle principale. Il sait. Il voit que je cache autre chose. Rapidement, je le questionne à mon tour pour faire diversion :

— Pourquoi veux-tu savoir tout cela ? Tu es contrarié ?

Il allonge ses jambes jusqu'à présent repliées en tailleur et place ses bras plus loin dans l'herbe derrière lui pour m'avouer :

— L'avenir me fait peur.

Sa rhétorique m'étonne. Joey n'a jamais l'air morose, alors cette confession touche mon cœur. J'entends dans le son de sa voix une pointe de détresse, désarmante.

— Tu es malade ? m'inquiété-je en premier lieu.

Il me dévisage et sourit :

— J'ai un trouble autistique, s'amuse-t-il à me rappeler.

J'incline la tête en soutenant son regard. Il sait très bien que je ne parle pas de cela. Comme il me voit angoisser, il m'apaise :

— Non, à part mon syndrome, je n'ai rien d'autre. C'est juste que je me fais du souci pour le futur.

Je ne lâche pas ses iris de mes yeux, écoutant les craintes

qu'il partage avec moi :

— J'ai des envies, j'ai des rêves comme tout le monde. Quand bien même je m'imagine un jour avec la femme que j'aime…

Il me regarde encore plus intensément et se tait pendant quelques secondes avant de continuer :

— … je ne sais pas si un jour je pourrai être père.

Sa bombe est lâchée. À ce moment, je me trouve bête comme personne, sans aucun plan pour l'avenir. Alors que j'avance au jour le jour, craignant d'imaginer le moindre projet à long terme, j'affronte mon ami aux projections bien plus lointaines. Prise au dépourvu, je reste d'abord mutique. Je devine son sous-entendu. Dans le cas de Joey, il n'est pas question de fertilité, mais d'hérédité. Je ne peux balancer n'importe quel argument aux oreilles de mon ami qui a le courage de me confier un tel problème. Il me connaît désormais et comprend mon silence prudent. Je ne peux le rassurer ou, à l'inverse, l'aider à admettre quelque chose de plus difficile sans éléments complémentaires.

— Les données scientifiques sont encore fragiles sur ce sujet, m'expose-t-il.

Doucement, sans me montrer indiscrète, je demande :

— Les TSA sont génétiques ?

Le visage de mon ami se crispe dans une grimace douloureuse. Nous n'avons jamais parlé de son trouble à ce point. Nous sommes dans le cœur du sujet.

— Il semblerait. Tout est encore flou. Bien souvent, on découvre des autistes dans les fratries où un enfant a déjà été diagnostiqué. Mais bon, vu que je suis fils unique et orphelin, difficile de me baser sur ma propre expérience.

Joey me peine en désignant ses failles :

— Je connais mon trouble. Je sais par quoi je suis passé et les épreuves que j'ai dû franchir. Je me demande vraiment si j'ai le droit de prendre le risque de transmettre le même gène à mes enfants. Ne serait-ce pas égoïste et cruel de leur donner la vie en sachant très bien les difficultés qu'ils devront surmonter ?

Ses pensées résultent d'un raisonnement sage et réaliste.

— Et puis, renchérit-il, je condamnerais tout autant ma compagne. C'est totalement injuste.

Je le vois se mordre les lèvres, comme s'il contenait ses émotions dans sa chair, leur interdisant de se dévoiler davantage. Ses craintes peuvent se justifier. Éliminer celles-ci ou les sous-estimer serait effectivement une erreur. Cependant, le regard de Joey sur son éventuelle paternité est bien trop sombre et pessimiste.

— Je crois que tu abordes le problème à l'envers, raisonné-je avec précaution.

Joey est suspendu à mes lèvres. Je sais que mon discours

l'importe énormément. Même si je ne peux lui donner une solution miracle, je ne peux le laisser croire qu'il est face à une impasse dont il ne peut trouver l'issue. Je lui soumets simplement mon ressenti, la vérité qui dort au creux de lui :

— Justement, Joey, comme tu es conscient de ton trouble et des difficultés qui en découlent, tu seras un papa averti et attentif à mon sens, beaucoup plus investi que d'autres qui ne possèdent pas ta différence.

Mon ami pose une de ses mains sur son menton, lui apportant une attitude pensive.

— Je n'avais pas envisagé ce point de vue là, médite-t-il profondément.

Malgré sa réflexion nouvelle, j'ajoute un autre élément :

— Tu oublies quelque chose. Tu parles de ta future femme comme d'une sacrifiée. Mais la personne qui partagera ta vie le fera sans regret. Elle sera aussi une épaule pour te soutenir.

Je lève les bras en croix.

— Attention, je l'avertis, je n'insinue pas que tu te reposeras entièrement sur elle. En revanche, je suis persuadée que vous vous porterez l'un l'autre.

À mesure que je parle, j'ai le sentiment que mon cœur va exploser, tant il cogne vite au creux de ma poitrine. Me reviennent notre promesse de dimanche dernier et notre volonté d'exprimer nos émotions l'un à l'autre. Sans pouvoir me retenir, je lui montre ce que mon cœur tente de hurler :

— Moi, par exemple, quand tu m'as dit l'autre fois que tu voulais me protéger, je me suis sentie en confiance. Je n'aurais pas peur de vivre à tes côtés.

Sans me rendre compte que mes joues brûlent, incandescentes, je termine :

— Je suis bien avec toi.

Lorsque je prononce ces paroles, je ne peux plus affronter Joey. Je détourne le visage, me sentant rougir. Honteuse, je mets ma main sur la bouche, surprise aussi par l'audace de mes mots. À quoi je pense ? En l'occurrence, près de lui, dans cette atmosphère paisible et la tiédeur de cette soirée printanière, j'oublie les défaillances de mon âme. Hors du temps, je me concentre tellement sur Joey que je laisse tomber ma garde. Je risque de fléchir à la moindre seconde. Tout à coup, il m'interpelle :

— On peut refaire une partie de gages ?

A-t-il vu mon trouble ? Sa proposition se veut-elle un moyen de me détourner de ma gêne ? Je reprends contenance en acceptant le jeu.

— Très bien. Je parie qu'en dehors de tes billets tu n'as pas plus de quarante centimes dans ton porte-monnaie.

Immédiatement, je sors celui-ci de ma pochette, sûre de gagner. En payant mon sandwich tout à l'heure, j'ai vu la quantité de piécettes. J'ai forcément plus que la supposition de mon ami. À la lueur des réverbères, je renverse mes pièces au creux de ma paume. Il n'y a que des pièces cuivrées, en grand nombre. Convaincue de ma prochaine victoire, je compte doucement jusqu'au résultat définitif.

— Trente-neuf centimes.

J'alterne mon regard entre Joey et ma main, abasourdie.

— Tu le savais, affirmé-je en rangeant mon trésor.

Il m'a eue. Je ne sais pas comment il a réussi à compter mon argent tout à l'heure, toutefois je devine que ses facultés particulières l'y ont aidé.

— Bon, j'ai perdu, finis-je par admettre. Alors, quel est mon gage ?

Joey attrape tendrement mes mains et plonge ses prunelles au plus profond des miennes. Dans un murmure, baigné d'une douceur inégalable, il me demande :

— Je peux t'embrasser ?

Aussitôt, je perds pied. Je devrais fuir, m'échapper de ses bras qui caressent maintenant les miens. Pourtant, le voile de mes sentiments se déchire, se pulvérise en miettes qui ne pourront jamais plus se recoller. Ma tête tourne, ma peau frémit. Je ne parviens plus à savoir si mon cœur bat toujours, mes sens convergeant uniquement dans la direction de Joey. Ma bouche s'entrouvre et laisse échapper un oui franc. Son visage se rapproche lentement et nos lèvres entrent en contact. Je m'embrase, je fonds, je savoure. Je tombe, je me consume, je suis perdue.

Chapitre 14

Un baiser. Un simple baiser. Il se montre un peu maladroit, faute d'expérience. Et malgré tout, il m'emporte loin de la réalité, loin du présent. La bouche de Joey frôle délicatement mes lèvres, se pressant peu à peu. Charnue, plus que je ne le pensais, elle possède le goût de l'inattendu. Douce, elle s'entrouvre et cherche la mienne avec timidité. Son contact m'enivre et réveille en moi une sensualité trop longtemps enfouie, négligée, voire oubliée. Ma peau s'enflamme, irradie sous l'envie qui assiège désormais mon corps. Mon épiderme devient réceptif au moindre changement. Je ressens tout, comme la plus insoupçonnable brise dans l'air. Les doigts de Joey glissent lentement le long de mes bras, s'accrochant à mes mains. Je ne veux rompre la douceur de ce baiser, mais le désir qui prend possession de moi s'emballe, brûlant. Violemment se projette dans mon corps une ardeur jusque-là éteinte. C'est à ce moment que retentit à mes oreilles l'avertissement de Mme Raturneau, catégorique et implacable. Sa mise en garde prend dorénavant tout son sens. Je viens de franchir, à mes dépens, la ligne rouge que je refusais de dépasser. Aussitôt, je me recule, abandonnant les lèvres de Joey qui me regarde avec stupeur.

— Leslie ? s'inquiète-t-il sous mon retrait brutal.

Perdue, je n'émets aucune parole. Je ne peux nier l'intensité de ce baiser, la perception démesurée de chaque sensation. Certes, je suis consciente de l'attirance qui m'aimante à lui. La caresse de sa bouche sur la mienne s'avérait agréable... seulement, je ne peux me permettre d'aller plus loin. Sa tante a raison. Si Joey s'attache à moi de cette façon, il souffrira. Parce que je ne sais plus comment appréhender les relations humaines. Parce que, dans chaque infime partie de mon être, je suis convaincue de ne pouvoir rendre heureux quelqu'un. Parce que je fais du mal à ceux qui m'entourent et que personne ne peut le comprendre. Je ne dois pas me laisser influencer par cette ambiance bien trop douce. Aussi, je m'empresse de rectifier mon geste.

— Je suis désolée, Joey. J'étais dans le feu de l'action.

Je manque de souffle. Pourtant, je me vois obligée de poursuivre :

— Tu ne peux espérer quoi que ce soit avec moi.

Joey passe légèrement sa langue sur ses lèvres, comme s'il tentait de retrouver la saveur des miennes, instant éphémère au goût d'inachevé. Il détache ses yeux de mes prunelles pour poser son regard sur les ondes de l'eau, qu'un marin arpente sur une petite embarcation malgré l'heure tardive. D'un ton désinvolte, il m'assure :

— Je peux faire preuve de patience.

Je prends peur et m'agace. Il ne peut s'entêter de la sorte. Ne se rend-il pas compte de l'impasse dans laquelle il s'engouffre ? Il se fourvoie. Ses sentiments ne trouveront jamais l'issue qu'il espère. Sa désinvolture impertinente m'exaspère. Tous mes muscles se crispent, sous la colère qui coule dans mes veines, bouillante. Je ne contrôle pas la sonorité de ma voix lorsque je lui lâche :

— Tout a l'air si simple avec toi. Ne vois-tu pas la vérité en face ? Ouvre les yeux !

Il n'y a que de l'agressivité dans le ton que j'emploie. Je ne me reconnais pas. Je deviens quelqu'un d'autre, pour débiter ces horreurs emplies de dédain. Une dernière fois, pour être sûre que le message passe, j'assène :

— Tu dois en être capable, monsieur Je-sais-tout.

C'est totalement méchant et injuste. Et le résultat ne tarde pas à arriver. Joey se lève et me fixe, chagriné. Mon cœur se fige, tandis qu'il m'indique :

— Je peux tout entendre, Leslie. Mais là, tu attaques ma différence. Tu sais combien ce sujet me blesse.

Il se tait, tout se lit cependant dans son regard. Sa déception, son dépit, sa frustration. Cela déborde de lui. Son silence se veut bien plus douloureux que tous les reproches qu'il aurait pu m'asséner. Je peux y mettre toutes mes propres interprétations, de la plus lisse à la plus cinglante. Je dois faire face non seulement à sa désillusion, mais aussi à ma peine. Fâché, il se retourne soudainement et amorce son départ. Je veux crier son nom, le rappeler pour m'excuser. Je dois malgré tout le laisser s'éloigner. Il faut qu'il parte, qu'il soit dégoûté de moi, pour ne plus nourrir de sentiments à mon égard. Mon bras se lève instinctivement, en voyant sa silhouette s'enfoncer dans la nuit.

— Reviens-moi, je murmure.

Néanmoins, je me mords l'intérieur des joues pour me retenir de prononcer son prénom et de le supplier de revenir à haute voix. J'ai produit tout l'inverse de ma volonté. Je ne désirais pas le blesser, et finalement, je l'ai poussé à me détester. Je me redresse à mon tour et avance seule, en titubant un peu, jusqu'à une rue plus passante, pour essayer d'attraper un ultime bus avant le cœur de la nuit. Le bruit de la musique me parvient de manière fluctuante. Est-ce la fête ou une autre animation ? Les boîtes de nuit sont légion autour du centre-ville. Cela ne serait pas surprenant que mes oreilles captent leur écho. Après de nombreuses minutes de marche, j'atteins un arrêt où quelques personnes attendent, elles aussi. Elles rient, parlent fort pour certaines. Viennent-elles de la fête du printemps ? Ont-elles pu voir le son et lumière ? À leur air réjoui, leur soirée a été bonne et non empreinte d'amertume et de tristesse, comme la conclusion de la mienne. Quand je prends place dans le bus, je remarque les larmes qui perlent en masse sur mes joues. Tellement obnubilée par le visage marqué de dégoût que Joey affichait avant de partir, je n'ai pas pris conscience que je pleurais.

— Mademoiselle, m'interpelle-t-on.

Ma tête pivote automatiquement, mais mes yeux n'enregistrent pas l'information. Je distingue à peine deux jeunes femmes, debout à côté de mon siège, qui me questionnent :

— Ça va aller ? On vous a fait du mal ?

Mon esprit ne se connecte pas. Je répète entre mes dents :

— On m'a fait du mal ?

Mes larmes coulent davantage quand je réponds que non. Je dois certainement donner l'image d'une femme brisée, à fleur de peau, au bord du précipice. La réalité ne se situe d'ailleurs pas loin de cette pensée. Les jeunes filles s'éloignent, dubitatives, tandis que honteuse, je me méprise. Ce soir, je suis la cause, pas la victime. Je suis l'origine de la souffrance de Joey. J'essuie mes larmes trop salées et trop nombreuses. Je tente de me rassurer et de me convaincre que, même si les apparences sont trompeuses, mes actions n'ont lieu que pour le bonheur de mon ami. Démunie, je rentre chez moi avec la certitude d'avoir brisé notre amitié. Malgré la douleur qui s'éparpille en moi, je dois me rendre à l'évidence : j'ai fait ce qu'il fallait. Même si Joey l'ignore, mes agissements ont pour but de le protéger d'une plus grande déception. Si celle-ci n'avait pas eu lieu durant la soirée, il y aurait été confronté tôt ou tard. Après l'espérance que notre baiser a dû lui donner, je ne pouvais le laisser croire en ses rêves plus longtemps. La chute n'en aurait été que plus dure et plus cruelle. L'éloigner de moi demeure la meilleure des décisions, pour le forcer à effacer ses vains sentiments. Je m'effondre sur mon lit, encore vêtue de ma robe, incapable de quoi que ce soit d'autre. De toute façon, je me sens plus engoncée dans ma morosité que dans les vêtements qui collent à ma peau. Je n'arrive pas à trouver une position où je suis à l'aise. Ainsi, je me tourne et retourne sans cesse dans le satiné de mes draps. Leur odeur, mélange de jasmin et de vanille, me rappelle tout à coup la barrette offerte par Joey, que j'ai posée sur ma table de chevet avant de m'allonger comme une loque sur le lit. J'allume ma lampe et reprends l'accessoire au creux de mes paumes. La fleur rose pâle semble figée dans une fraîcheur éternelle, et pourtant, je sais que bientôt elle fanera. Hélas, son avenir s'écrit dans une voie déjà tracée. Se voulait-elle prémonitoire quant à ma relation avec Joey ? Mon cœur meurtri cogne plus fort en repensant à la signification de cette fleur sélectionnée par ses soins. Mes doigts caressent les pétales avant de se resserrer autour de la barrette. Ma vie serait-elle vouée à se remplir de remords ? Je me relève sans un bruit, et précautionneusement, je détache l'anémone de sa fixation. Je ne veux pas détruire le travail de Joey, cependant je ne supporterai pas de voir son cadeau flétrir. Délicatement, je glisse la fleur dans un de mes grands livres de cuisine et presse dessus. Dans quelques jours, une fois la fleur séchée, je pourrai garder ce souvenir si précieux sans craindre de le voir faner. Même si mon futur se déroule sans Joey, ce dernier restera dans ma mémoire comme étant la meilleure personne que j'ai pu rencontrer. Un homme à part… au-dessus de tout. J'ai beau savoir que j'ai pris la bonne décision, je soupire, anéantie. Je vais reprendre ma vie d'avant, une vie sans Joey, loin de cet espoir doucereux qu'il m'a laissé entrevoir. Je comprends qu'en l'espace de quelques jours il a pris une place incroyable dans mon existence. Je me recouche sur les draps et garde les paupières ouvertes malgré le noir dans lequel j'ai replongé ma chambre. Seul mon réveil émet une source lumineuse. D'habitude, je l'apprécie, peu confiante dans l'obscurité totale. Cependant, à cet instant, même cette simple lumière m'insupporte, trop agressive pour mes yeux rougis par les larmes. Je me demande comment va Joey. Il doit être atterré par mon comportement. Je suis sûre qu'il est déçu et qu'il regrette de m'avoir laissée prendre tant de place. Lui qui me considérait comme une superhéroïne, il doit tomber de haut maintenant qu'il me voit telle que je suis. L'image d'un paon me vient à l'esprit. Cet oiseau apparaît tellement merveilleux avec sa roue déployée, ses magnifiques couleurs, la forme originale de ses plumes. Tout démontre sa beauté imposante face aux autres animaux. Mais que reste-t-il une fois sa roue refermée derrière lui ? Je représente un paon pour Joey. Une héroïne d'apparence, à l'âme érodée pour toujours. Malgré tout, je devine quels sentiments il traversera, et je sais aussi qu'il s'en relèvera. L'humain a cette faculté de rebondir à l'infini, face à tous les obstacles. Plus on tombe bas, plus on peut grimper haut. Même si cela implique de faire semblant quelquefois. Soudain, je repense à son baiser, au plaisir intense ressenti et le désir provoqué lors de ce contact charnel. L'idée d'embrasser quelqu'un me dégoûte, alors que le baiser de Joey m'a aussitôt déclenché un frisson délectable. J'en déduis que tous les rouages de mon cœur ne sont pas totalement défectueux. Il peut encore aimer. Il attendait juste la personne capable de le réparer. Mais désormais, il est trop tard.

Chapitre 15

Je me lève avec un étau autour du crâne. La nuit a été si agitée que, si j'ai dormi en tout et pour tout deux heures, c'est un maximum. Les événements de la veille tirent mon esprit vers les ténèbres, mais je ne dois pas me laisser abattre. Aujourd'hui, c'est samedi, Maman compte sur moi pour faire ses courses et je ne peux pas la laisser tomber. Sans entrain, je peine à avancer. Je suis désorganisée, perturbée dans mon quotidien. Mes habitudes sont complètement enrayées. J'oublie la moitié de mes vêtements sur mon lit au lieu de les emporter dans la salle de bains, et je fais des allers-retours dans mon appartement qui semble compter mille mètres carrés de plus depuis hier. J'ai l'intime conviction qu'il s'est transformé pendant la nuit, comme par magie. Je refuse de croire que le poids qui pèse sur mes épaules est la cause de cette fatigue soudaine. Ce serait tellement simple si cette raison pouvait s'avérer réelle. Mais la suite de la matinée s'annonce tout aussi chaotique. Au magasin, je me perds dans les rayons et les étalages. Je prends des produits en double, repose plusieurs articles, me trompe dans d'autres. Avec bien du mal, je parviens à finir mes achats et à prendre le chemin de l'appartement de Maman. Heureusement, celui-ci n'est pas si loin, et j'y arrive, menée par une sorte de radar actionné en mode automatique. Lorsque je rentre chez Maman, celle-ci se trouve dans sa cuisine en train d'éplucher ses carottes. À l'odeur alléchante et caractéristique provenant du four, j'imagine qu'un rôti accompagnera ses légumes dont je raffole. Hormis les samedis où je travaille, nous avons ce petit rituel de manger ensemble à midi. Cela nous permet de raconter notre semaine, malgré nos échanges téléphoniques réguliers.

— Bonjour, Maman.

Elle sursaute et m'observe poser les sacs à côté de son frigo. Mon ton macabre est-il à l'origine de son regard inquisiteur ? Je n'ai pas le temps de plonger à l'intérieur de mes sachets qu'elle vient se placer face à moi, ne boitant presque pas.

— Ma fille… tu as des problèmes ?

Sa question me surprend. Certes, je ne possède pas la vaillance des grands jours, mais sa perspicacité me sidère. Sans me contrôler, sa remarque déclenche un flot d'émotions. Je tiens bon, ne pleure pas. Je m'y refuse devant elle. Toutefois, je sens mon corps entier s'échauffer, envahi par une vague d'angoisse. Brûlante, je vois ma mère se diriger vers la table et tirer une chaise, me la désignant. C'est une invitation. Je m'exécute. Après tout, auprès de Maman, je reçois toujours une oreille attentive et compréhensive. Elle saura me rassurer après ma démarche d'hier. Je m'installe sur le siège qu'elle me propose. Je n'ai pas l'intention d'entrer dans tous les détails, alors je vais à l'essentiel.

— Tu te souviens de Joey ?

Maman hoche la tête, tandis que ma gorge devient pâteuse quand je continue :

— Hier, je lui ai fait comprendre que nous ne devrions plus nous voir. C'est juste… un peu difficile comme situation.

Le visage de ma mère se transforme. Sa bouche s'entrouvre de surprise au même titre que ses yeux s'écarquillent.

— Mais pourquoi ? s'étonne-t-elle, abasourdie. Je croyais que vous vous entendiez bien ?

Je baisse le regard et j'attrape un bout de mon pantalon. Négligemment, je m'amuse à glisser mes doigts autour du pli formé par le tissu. Sans oser relever mes yeux et prendre le risque de croiser ceux trop perspicaces de ma maman, j'explique :

— Oui. Peut-être trop bien.

Comment lui confier que mon cœur cognait plus fort à son contact et que mes sentiments ne cessaient de croître, prêts à exploser ? Je prends un air assuré, lève mes épaules pour montrer mon aplomb, et je poursuis :

— Joey s'attache à moi à l'excès.

Je rougis quand j'avoue :

— Il dit être amoureux de moi. Cependant, je ne peux répondre à son amour…

— Pourquoi ? coupe tout à coup la voix de Maman.

Je redresse mon visage sous sa question. Cela coule de sens, je le lui ai déjà répété maintes fois. Je fronce les sourcils et expose :

— Je suis très bien seule. Tu sais que je ne veux personne dans ma vie.

À nouveau, le pourquoi de ma mère retentit. Jusqu'à présent, jamais elle ne se permettait de débattre de ce sujet. Toujours bornée, je répondais vaguement à ses interrogations, sur un ton aussi las que possible. Je ne désire pas partager avec elle mes secrets, qu'elle pourrait de toute façon ne pas comprendre ou mal interpréter. Si elle dépistait la détresse qui serpente dans mon âme, l'asphyxie qui me ronge à petit feu, elle en souffrirait. Je ne peux pas prendre ce risque, elle endure déjà trop de souffrances pour que je lui impose les miennes. Je veux la préserver plus que tout. Je garde mon calme, plissant davantage le tissu de mon pantalon pour contenir tout débordement. Longuement, pour ne laisser place à aucun contre-argument, je lui soumets :

— Joey a besoin de stabilité. Sa tante m'a raconté toutes les difficultés qu'il a dû affronter et son attente d'équilibre. Or, moi, je ne veux pas de quelque chose de compliqué.

Avant que Maman analyse cette dernière phrase et sous-entende que je suis en quête d'une quelconque relation, je note :

— D'ailleurs, je ne recherche rien du tout. J'aime ma vie telle qu'elle est, sans avoir à penser pour deux.

— Ce n'est pas une vie de s'isoler du reste du monde, assène-t-elle sans douceur.

Sa remarque se veut franche.

— C'est ton point de vue, rétorqué-je immédiatement. Je me satisfais de ce que j'ai. Ce n'est pas un mal, à ce que je sache.

Maman n'argue rien, alors je reviens sur Joey :

— C'était mon rôle de ne pas encourager ses illusions. Je t'en parle pour obtenir ton soutien. Tu devrais me féliciter d'avoir agi au prix d'un dur choix. L'éloigner de moi n'était pas évident.

Toutefois, je n'arrive pas à décrocher l'approbation que j'espérais. Maman se lève, abandonnant sa chaise, même si sa jambe tire toujours et lui fait un peu mal.

— Je ne suis absolument pas d'accord, ma fille.

Quand elle ajoute ainsi le « ma fille » à la fin de sa phrase, j'ai l'impression de recevoir les mêmes réprimandes que lorsque j'avais cinq ans. Sans pour autant hausser la voix, elle enchaîne :

— Si tu avais envoyé balader ton ami parce qu'il t'avait fait du mal, que c'était un connard de première, j'aurais compris.

J'avale ma salive devant le mot peu châtié qu'elle emploie.

Normalement, Maman représente un modèle au vocabulaire parfait. Si elle l'utilise, c'est que son sermon se veut sérieux.

— Pardonne-moi, Leslie, analyse-t-elle, mais là, je trouve que c'est une fausse excuse.

Elle brasse l'air de sa main gauche et me demande :

— Tu veux protéger qui dans ton histoire ?

La blessure qui me fend le cœur depuis hier se ravive douloureusement.

— Tu t'emprisonnes toi-même dans une bulle illusoire. Tu veux que je te dise, je crois que tu tiens à ton Joey beaucoup plus que tu n'es prête à l'admettre, et tu as peur.

Alors qu'elle me débite ses pensées, j'explose soudain. Je me redresse vivement, me mettant à sa hauteur. Le rapport de force doit s'équilibrer dans nos postures.

— Arrête ! crié-je. Tu ne peux pas savoir par quoi je passe. Tu te crois infaillible ? Tu ne peux pas parler à ma place et imaginer ce que je ressens.

Je me recule brutalement, posant mes mains sur mes lèvres. Je voudrais ravaler mes paroles, sorties en cascade sans que je ne puisse en maîtriser le ton acerbe. J'adore ma mère. Je refuse de la blesser. C'est grâce à elle que je tiens encore debout, pour qu'elle vieillisse dans la paix. Moi qui ne m'énerve jamais face à elle, je viens pourtant de l'affronter sèchement et de lui balancer ma rage à la figure. Tout comme pour Joey, je suis passée à côté de mon objectif. Je me mets à trembler quand tout à coup les bras de Maman m'enlacent. Sa chaleur me fait un bien énorme, comme si je pouvais y puiser la flamme qui réchauffe la froideur de mon cœur.

— Cela fait très longtemps que tu ne m'avais pas tenu tête et que tu ne t'étais pas rebellée ainsi, constate-t-elle.

Elle se détache un peu de mon corps et caresse tendrement ma joue.

— C'est bien, Leslie. Tu dois davantage laisser parler tes émotions et donner plus de place à ce que tu ressens.

Je ne réponds rien, mais cherche à nouveau la tiédeur de son câlin. Je suis adulte et malgré tout, je redeviens la petite fille qui se lovait dans ses bras pour apaiser ses frustrations d'enfant. Pendant quelques minutes, je me ressource dans son aura douce qui m'accepte telle que je suis réellement, écorchée. Enfin, je romps l'instant en suggérant :

— Tu n'as pas totalement tort. Je crois que j'ai besoin de réfléchir.

Maman me donne une légère bise, aussi tendre qu'une caresse de papillon. Puis doucement, je m'écarte et me dirige vers les courses qui patientent depuis mon arrivée. Bien que cette décision annule notre repas commun prévu ce midi, je l'avertis :

— Je t'aide à ranger et je rentre chez moi, OK ?

Je n'aurai pas le courage de manger ses carottes aujourd'hui, mais je devine que ma mère l'approuve, puisqu'elle n'essaye pas de m'en dissuader. Tandis qu'elle range avec moi une partie du contenu de mes sacs, je m'aperçois qu'il manque quelque chose :

— Tu n'as presque plus de café. Tu ne tiendras pas plus de deux jours.

En regardant son paquet quasi vide, celle-ci relativise :

— Eh bien, ce n'est pas grave.

— Bon, j'enchaîne aussitôt, j'irai t'en chercher cet après-midi. Je te le ramène demain.

Je connais son addiction à ce breuvage si sacré. Si elle ne boit pas ses trois tasses de café quotidiennement, elle tourne en rond. Par moments, j'imagine qu'il s'agit d'un substitut de traitement, qui atténue ses douleurs. Cependant, Maman refuse la proposition :

— Non, ma chérie, ne te déplace pas pour ça.

— Je ne vais pas te laisser sans café, je la préviens.

Je pensais qu'elle me dirait s'en passer, c'est pourtant un autre discours qu'elle me tient :

— Le primeur n'est pas si loin. J'irai m'en acheter, ne t'inquiète pas.

Je me sens perdue. Je l'aide, c'est mon rôle. Pourquoi elle ne l'accepte plus soudainement ? Comme elle voit ma stupeur et mon désarroi, elle relance, à nouveau, des arguments que je déteste :

— Tu dois profiter de ta jeunesse, ma grande. Ne commets pas l'erreur de passer à côté de ta vie, comme une actrice qui ne jouerait pas dans son propre film.

J'entends ses paroles, seulement, elles ne s'attardent pas dans mon esprit revêche. Maman m'a déjà tant de fois rabâché ce genre de sujet que je ne m'y attache plus. J'en ai assez de me fâcher pour ce jour, donc je ne cherche plus à défendre mon opinion. Je crains que tout m'échappe, que mes repères s'effondrent totalement, alors que je m'accroche au peu qu'il me reste. Mais une remarque de ma mère bouleverse tout :

— Tu serais heureuse pour moi si je refaisais ma vie ?

La pomme que je m'apprêtais à ranger dans la corbeille de fruits tombe soudainement par terre. Je mets un temps assez conséquent à me reconnecter à la réalité. Que veut dire Maman ? Est-ce un subterfuge pour que je réagisse ? Insinue-t-elle qu'elle désire refaire sa vie ? A-t-elle déjà rencontré quelqu'un ? Avec une rapidité hors norme, je liste mentalement toutes les personnes masculines dans son entourage, et la seule figure qui m'apparaît est son nouvel aide depuis quelques mois. Je me raidis, prononçant son prénom :

— Qiang ?

L'absence de réaction chez Maman démontre que je ne suis

pas loin de la vérité. Si cela avait été inconcevable, elle aurait opposé son argumentaire farouchement. Tout s'explique. Les signes dansaient devant moi depuis un moment. Son repas, où son aide est venu en avance. La gourde aux motifs asiatiques qu'elle porte systématiquement lors de ses petites sorties, et sa subite énergie retrouvée qui lui redonne les ailes qu'elle a perdues depuis des années. Aveugle, je n'ai pas su lire ces indices, focalisée sur les apparences qu'elle m'expose par… pudeur ? Par peur de ma réaction ? Tout s'entrechoque en moi, je ne sais plus comment me comporter. À vrai dire, je n'ai jamais envisagé cette option. Non pas que je ne le souhaite pas ! Juste que je pensais la vie de ma mère tracée d'office dans un chemin déjà bien défini, aux limites érigées d'avance. Au plus profond de moi, je ne crois pas que la voir avec un homme me dérange. Je veux son bonheur. D'autant plus que Qiang m'est apparu, les nombreuses fois où je l'ai vu, comme quelqu'un de bien, attentif et précautionneux. Pour être honnête, c'est un homme qui saurait prendre soin de ma mère, passant outre le handicap de sa jambe et ses difficultés quotidiennes. Cependant, il me faut un peu de temps pour digérer l'information. Doucement, Maman s'approche et s'inquiète :

— Leslie ? Ça va ?

— Oui, bafouillé-je. Je dois mettre simplement de l'ordre dans mes idées.

— Je t'ai choquée ? Tu veux qu'on en discute ?

Maman caresse mon bras. Ce geste a sûrement valeur à me détendre, à me montrer son soutien et sa présence, seulement, cet empressement à vouloir régler l'affaire sur-le-champ accroît le malaise que je ressens.

— Je vais bien, la rassuré-je. Mais laisse-moi un peu de temps, d'accord ?

Je baisse la tête et amorce mon départ. Je ne veux pas qu'elle se méprenne et me croit fâchée, alors je rajoute :

— Je t'aime, Maman. Je viens demain pour ton café.

Je file, coupant court à toute nouvelle intervention. Je m'éloigne rapidement de son appartement, me sentant prise de quelques vertiges. Émotive depuis hier, à fleur de peau, j'ai besoin de m'allonger. Après un détour à la supérette pour récupérer le café de ma mère, je rentre chez moi, vacillante. Je mets en cause ma nuit écourtée et agitée, sans compter toutes les nouvelles du jour qui m'ont secouée. Je me sens de moins en moins bien, comme si mon environnement s'amusait à tournoyer autour de moi. À force de lutter pour garder un équilibre précaire, je choisis d'aller m'allonger sur mon clic-clac, afin que mon corps retrouve ses forces. L'inconvénient de cet état, c'est qu'il permet à mon subconscient de laisser libre cours à sa réflexion. Depuis l'accident de Maman, je mets ma vie entre parenthèses. Celle-ci a raison, même si elle ne se doute pas du fond du problème. Je n'ose accorder une place à un tant soit peu de bonheur. En revanche, la voir désormais aller de l'avant me renvoie à mon propre surplace. Et je panique. Devrais-je me libérer du carcan que je ressens un peu plus chaque jour autour de moi ? Jusque-là, je me considérais comme prisonnière volontaire, mais maintenant, le goût de la liberté m'attire. Étrangement, cette saveur ressemble à Joey qui, malgré mes efforts continus, n'a pas quitté une seule seconde mon esprit aujourd'hui.

Chapitre 16

Quand je m'éveille, la pénombre du salon m'enveloppe. Mes paupières clignent plusieurs fois sans que mes yeux parviennent à s'habituer au peu de lumière qui m'entoure. J'ai cette désagréable sensation de peiner à sortir d'un trou béant, de ne pas réussir à retrouver ma pleine conscience et qu'une partie de moi demeure endormie. Pendant longtemps, je m'échine à garder mes yeux simplement ouverts, alors que mon corps recroquevillé s'étire lentement. Je suis toujours sur mon clic-clac. Je n'ai pas eu le courage de me hisser jusqu'à ma chambre les rares fois où je me suis réveillée. La fatigue que je ressentais hier ne m'a pas quittée, me plaquant irrémédiablement au fond des doux coussins de mon canapé pliable. Fourbue, épuisée, c'est comme si je me retrouvais incapable d'émerger complètement. Je tourne la tête pour lire l'heure sur la station météo posée sur le meuble de télévision, mais les mêmes vertiges qu'hier font valser le reste de la pièce. Je respire profondément et avale plusieurs fois ma salive pour retenir la nausée qui s'élève soudainement. En stoppant tout mouvement, celle-ci et les vertiges se calment. Il est 7 h 15. Je ne pensais pas passer une nuit entière sur mon clic-clac, moi qui tiens tant au moelleux de mon matelas. Je mets mon étourdissement précédent sur le compte d'une posture inadaptée. Maintenant que tout va mieux, je décide de m'asseoir. Mauvaise idée. À peine ai-je le buste redressé qu'aussitôt les mêmes sensations de tournis se répètent, plus violentes encore. Je bascule, ne pouvant garder la position. Obligée de me rallonger, je suis à deux doigts de perdre connaissance. À l'horizontale, le vertige diminue, s'effaçant. Là, je sens qu'il y a un problème. Du revers de mes mains, j'essuie la sueur qui perle sur mon front. Dans mon dos et ma nuque, je ressens la désagréable sensation de transpiration. Je déteste ça, les vêtements mouillés collent à ma peau. Systématiquement, cela me déclenche de longs frissons, me faisant grelotter sous la fraîcheur glacée. Je frémis, mon épiderme réagissant de lui-même. Je reviens bien à moi, totalement clairvoyante. Est-ce que je viens de faire un malaise vagal ? À ma formation des gestes de premiers secours, on nous avait parlé de ce dernier, ainsi que des hypotensions orthostatiques. Ce que je viens de subir serait-il dû à un changement trop brusque de position ? Je me lance dans une nouvelle tentative, m'arrêtant régulièrement, par étapes. Je crois remporter la bataille quand mon buste se retrouve presque à la verticale. Seulement, même avec la plus grande des précautions, lorsque ma tête se redresse, je me revois prise dans un tourbillon qui me replaque au clic-clac. Avant, je trouvais des explications rationnelles. Là, à force d'éliminer peu à peu tous les risques de déclenchement sans succès, je panique. Je m'agace, me sentant en plus terrassée par une fatigue écrasante. Comme si à chaque pseudo-malaise une part de mon énergie se retirait de mon corps pour un moment. Je ne me sens pas fiévreuse, pourtant à chaque baisse de tension ou ce qu'il me semble en être une, je sue.

— Je ne vais pas me laisser abattre, enfin ! Allez, Leslie, bouge-toi !

Je me parle avec ferveur, pour me pousser à me lever. Peut-être avec inconscience, je m'assois très vite, pose mes pieds au sol et me mets debout. Mauvaise idée. Cela commence par un bourdonnement dans mes oreilles, puis une pluie d'étoiles qui tombe devant mes yeux. Ce n'est plus un haut-le-cœur qui chatouille ma poitrine, mais une furieuse envie de vomir. Je réagis rapidement, avançant par réflexe jusqu'aux toilettes. Je ne crois pas arriver à temps. J'ai la sensation désagréable que des fourmis escaladent chacun de mes muscles, ceux-ci piquant au moindre de mes gestes. Je ne capte plus aucun son, je vois flotter les images autour de moi. J'atteins malgré tout la salle de bains, mais pas de la façon dont je le souhaitais. Je tombe à quatre pattes dans l'entrée de la petite pièce, coincée entre la réalité et le malaise dans un monde alternatif. Toutes mes forces m'abandonnent, je ne vois plus rien. Sur le sol dur où repose mon corps, j'en déduis que je n'ai pas tenu. Je viens de m'allonger sur le carrelage craquelé. Je résiste, me raccrochant au moins à ce contact concret, bien que rude et inconfortable. Peu à peu, le sifflement lointain que je perçois s'atténue et mon ouïe revient. C'est fou comme le bruit des canalisations peut résonner dans le sol. Même si je n'ai pas envie de faire de l'humour dans ces circonstances particulières, force est de constater que les Sioux possédaient bel et bien une technique performante. Je recouvre la vue, ce sens si essentiel. Au moins, mes nausées sont terminées. J'ai l'impression que tant que je reste couchée, mon estomac se tient tranquille. Je retrouve doucement ma lucidité. Trempée, je ressemble à un vieux sac-poubelle qu'on aurait jeté par terre sans ménagement. Je ne peux pas végéter ainsi. L'angoisse s'empare de moi. Seule, je demeure coincée si mon état ne s'améliore pas. Je chasse des idées morbides, seulement, mon imagination aime divaguer et construire des scénarios catastrophes dignes des plus grands films. Quand j'entrevois un article dans le journal avec comme titre « Le cadavre d'une jeune fille retrouvé dans ses toilettes », je peste. Je ne voudrais pas finir dans une rubrique faits divers entre l'annonce d'un chat perdu et la publicité d'un restaurant du coin. Jusqu'à présent, je ne pensais qu'à mes sensations. Sauf que, brusquement, les visages de ma mère et de Joey apparaissent dans mon esprit. Je grimace. Je ne crois pas qu'un tel article leur fasse plaisir. Je tente de me mettre à genoux, mais le résultat se veut identique. Je ne peux m'obstiner indéfiniment. Maman m'attend dans la journée, elle risque de mourir d'inquiétude si je ne viens pas. Et parallèlement, je ne peux l'appeler à l'aide. Elle ne se déplace pas facilement et je refuse de la contrarier avec ce problème de santé incongru. J'ai beau me sentir fatiguée, je doute que ce soit la raison de ces étourdissements à répétition. Je tremble, me tenant une nouvelle fois à quatre pattes par terre. Si je ne bouge pas ou peu la tête, les vertiges ne s'intensifient pas. Une solution perce au travers de la brume qui englobe mon âme. Une seule et unique. Je ne veux pas la retenir, me persuadant qu'une autre apparaîtra par magie. Or, le miracle n'intervient pas, me laissant toujours pantelante sur le sol de mon appartement. Je n'ai plus le choix. Avec difficulté, je rampe à moitié jusqu'à mon sac à main, jeté la veille dans mon couloir. Je m'y reprends à trois fois pour attraper mon portable, glissé dans ma pochette à fermeture Éclair. Je respire profondément en le manipulant, pour rester concentrée malgré les tournis répétés. Les manipulations apparaissent incroyablement fastidieuses jusqu'à ce que l'écran affiche le numéro de Joey. Depuis vendredi, je n'ai reçu aucune nouvelle de lui. Ce qui est totalement normal, vu notre dispute. Alors je devine qu'il ne répondra sûrement pas. Qu'espérais-je, en agissant ainsi ? Il ne me doit rien. Au contraire, il doit m'oublier. Ce qui est terrible, c'est que dans ce moment où je n'ai plus grand-chose, où ma vulnérabilité est à son apogée, je réalise combien j'ai besoin de lui. Outre mon problème de vertiges, je perçois combien son manque sera impossible à combler. Je vais devoir apprendre à vivre avec cette absence béante. Soudain, une voix me réveille :

— Allô ?

Cette voix que je reconnaîtrais entre mille me répète timidement :

— Allô ? Leslie ?

Mon regard sort de l'opacité dans laquelle il plongeait, tandis que je bégaye :

— Joey.

Quand il me demande comment je vais, sans une once d'agressivité dans la tonalité de ses paroles, les larmes coulent seules sur mon visage. Je sais que son autisme limite l'expansion de ses émotions. Peut-être est-il ulcéré de cet appel et cela ne s'entend simplement pas ? Malgré cette possibilité, je continue de pleurer parce qu'il a décroché. Bien que mon nom se soit affiché sur son téléphone, il a accepté, quelque part, de faire entrer à nouveau une infime part de moi dans sa vie. Il s'inquiète, m'interrogeant sans cesse, voulant savoir pourquoi je pleure.

— Que se passe-t-il ? Tu ne vas pas bien ?

Non, je suis entièrement meurtrie depuis deux jours. Je ne suis plus que l'ombre de moi-même. Et en plus, je ne tiens plus sur mes jambes, même si, de tous mes symptômes, celui-ci me paraît le plus accessoire face aux autres. Je bredouille des mots sans queue ni tête, tels que vertiges, malaises, maman, couloir... Il doit me penser folle, au mieux saoule, au pire navrante. Ou l'inverse, je ne sais plus vraiment. Je n'ai pas le temps d'en dire davantage qu'il s'exclame :

— Je viens.

Au travers de mes larmes, j'ai du mal à assimiler son discours. J'ai bien compris ? Il vient ? Chez moi ? Tout de suite, à 7 h 50 du matin ? Je garde mon portable en main tandis qu'un brouhaha résonne dans le micro. Tout à coup, il me recommande :

— Ne bouge pas. Ne prends pas de risque. Prépare-toi à m'ouvrir, je me dépêche.

Dans mes sanglots, j'obéis, répondant par l'affirmative.

— Ne raccroche pas, m'ordonne-t-il sans négociation.

On ne se parle pas réellement, juste quelques mots que nous échangeons pour vérifier que notre appel ne s'est pas interrompu. Je ne vois pas le temps s'écouler, mon attention est rythmée par l'environnement que traverse Joey. J'entends des bruits de klaxons, des voix, l'agitation qui peut animer une ville. Il vient à pied, il court. Sa respiration saccadée par son essoufflement montre son empressement. Pourquoi met-il tant de force et de vitesse pour venir ici ? Je voudrais qu'il ralentisse et lui certifier que rien ne presse. Toutefois, ma voix se perd dans ma gorge, étouffée par les larmes que j'essaye de contenir avec effort. Bientôt, j'identifie un bip-bip qui correspond à mon digicode. Joey connaît le code d'accès, il m'a vue le taper la fois où nous sommes revenus ensemble de la plage. Il s'en souvient, le compose et pénètre facilement dans l'immeuble. Pendant que je l'entends grimper les escaliers pour atteindre mon étage, toujours à moitié étendue dans mon couloir, je parviens à me hisser vers ma porte. Les vertiges reprennent, même si j'arrive à tourner mes clés dans la serrure pour la déverrouiller. Cette fois-ci, prise par un nouveau malaise, je laisse tomber mon portable. Je ferme les yeux, forcée de m'allonger le long du mur.

— Leslie ! me hurle Joey.

Je crois que son cri provient du téléphone qui gît à côté de mon visage, mais je comprends aux bras qui se posent sur moi qu'il est enfin là, près de moi. Hélas, je ne parviens pas à ouvrir les yeux alors que je désire le voir plus que tout. Ma tête tourne beaucoup trop. Je ne peux cependant pas retenir mes excuses :

— Je suis tellement désolée. Je ne voulais pas te blesser.

Joey me demande de me taire. Je ne peux néanmoins pas garder la suite pour moi.

— Ton absence est envahissante, Joey. Tu me manques.

Pendant quelques secondes, il n'y a plus un bruit. Puis les

mains de Joey s'échouent sur mes épaules, tandis qu'il abandonne un baiser sur mon front. Mes sanglots se calment sous ce geste. Son murmure glisse jusqu'à mes oreilles :

— On en reparlera plus tard. Pour l'instant, il faut qu'on s'occupe de toi.

Petit à petit, les tournis s'amenuisent, mes paupières s'ouvrent lentement. J'observe son visage et la couleur mordorée de ses iris. Même si cela ne devrait pas faire partie de mes préoccupations, je ne peux m'empêcher de le trouver encore plus beau que d'habitude.

— Qu'est-ce qui t'arrive ? m'interroge-t-il. Explique-moi.

— Je ne sais pas. Dès que je m'assois ou me relève, je suis prise de vertiges qui m'obligent à me recoucher. C'est indescriptible, je ne tiens plus droite.

Joey touche ma joue, étudie si j'ai de la fièvre et finalement impose :

— Tu ne peux pas rester par terre comme ça. Je vais te conduire jusqu'à ton lit.

— Je vais vomir, je réfute peu glorieusement.

Il ne se démonte pas, rétorquant que les toilettes sont sur le passage. Quelle image dois-je donner ? Avec mes yeux rougis par les dernières larmes, mon nez qui coule et que j'essuie frénétiquement avec le même mouchoir depuis tout à l'heure, mes haut-le-cœur prémonitoires, j'imagine que je ne suis pas très glamour. Malgré la prévenance de Joey, quand il m'aide à me redresser, les vertiges recommencent à tel point que je me demande si je pourrai un jour me remettre debout normalement. Titubante, je m'accroche à lui jusqu'à ce qu'enfin j'atterrisse sur le soyeux de ma couette. Joey s'installe à côté de moi, ne lâchant pas ma main le temps que la pièce cesse de tourner devant mes yeux. Ensuite, il pose sa paume sur mon visage qui ne se dirige que vers lui, et le caresse tendrement.

— Tu as d'autres symptômes ? Hormis ces vertiges ?

Sa présence m'apaise. Plus posément, je peux lui narrer ce que je vis depuis ce matin, des étourdissements et l'absence totale d'autres problèmes cliniques. Alors que je me sens mieux allongée sur mon lit, je pense à ma mère.

— Je dois apporter du café à ma maman, m'affolé-je. Elle va m'attendre cet après-midi. Je ne peux pas la laisser s'inquiéter.

Joey se propose de l'appeler pour la rassurer et la prévenir que je ne viendrai pas, mais je refuse. Il doit trouver absolument bizarre mon obsession à propos d'un paquet de café pour ma mère. Il n'émet pourtant aucun commentaire. Je serre les poings, maugréant :

— Je dois aller la voir.

— Tu dois te faire soigner d'abord, nuance mon ami.

Hélas, il oublie un détail.

— On est dimanche. Mon médecin ne consulte pas. Je ne vais

tout de même pas aller aux Urgences ?

Joey prend mes paumes dans les siennes et expose :

— Écoute, il y a quelques années, ma tante a eu le même genre de symptômes que toi. C'était un problème de cristaux.

Il bouge et incline sa tête dans plusieurs directions, comme pour argumenter davantage son explication :

— En gros, à chaque changement de posture, les cristaux de tes oreilles se réalignent, ce qui te permet de rester constamment en équilibre. Parfois, ces petits grains ne s'évacuent plus correctement et s'accumulent anormalement dans ton oreille interne. C'est cet amas de cristaux qui provoque les tournis permanents. Seul un mouvement de bascule peut te soigner… ou beaucoup de temps.

— Un mouvement de bascule ? Tu as vu ta tante l'effectuer ?

Joey approuve, sûr de lui, précisant qu'un kinésithérapeute pourrait s'en charger.

— Tu pourrais me le faire ? le questionné-je avec espoir.

Surpris, il se raidit. Sans s'offusquer, il me prévient :

— Je visualise parfaitement le mouvement, tu sais que je n'oublie rien. Mais je ne suis pas médecin.

Je m'accroche à lui, le suppliant :

— Ce n'est pas un geste dangereux. Si tu loupes, ça n'empirera pas, par contre si tu réussis, tu me guériras.

La bouche de Joey se rétrécit en une fine ligne rosée, lui

provoquant une grimace suspicieuse.

— Il faudra au moins vingt-quatre heures avant que tous tes vertiges cessent. Mais tu pourrais être soulagée, malgré tout.

Je le vois hésiter, pesant le pour et le contre. Et clairement, le risque du mouvement s'avère inexistant, ce dernier pouvant être simplement inefficace.

— Très bien, accepte-t-il finalement. À une condition. Si cela ne fonctionne pas, tu me laisses appeler ta maman pour l'informer que tu n'iras pas, et SOS Médecins pour qu'ils viennent t'examiner. Car je peux me tromper sur l'origine de tes maux.

Je ne suis pas en mesure de négocier, j'approuve donc sa proposition. Il me prépare une bassine au cas où mon estomac s'emballerait, et il m'aide à m'asseoir sur le bord du lit, les pieds ancrés à plat par terre. Il me force à garder les yeux ouverts malgré le tournis qui s'empare de moi.

— Regarde-moi, m'encourage-t-il en se positionnant face à moi.

Il me donne comme consigne de ne surtout pas fermer les yeux, même si les vertiges m'assaillent. Il m'immobilise la tête entre ses mains, pour la garder parfaitement alignée avec le reste du corps. Nos regards ne se lâchent pas. C'est si bon de renouer avec ses prunelles mordorées qui restaient gravées dans ma mémoire.

— Tiens-moi au niveau des poignets, m'ordonne-t-il.

J'obtempère, me sentant à sa merci. Tout à coup, alors que je ne m'y attends pas, il me renverse sur le côté gauche.

— Fixe un point sur le mur, rappelle-t-il. Ne ferme surtout pas les yeux.

Je lui obéis, même si tout tourbillonne autour de moi. J'ai la sensation que ma vision se comporte comme un objectif d'appareil photo qui essaye de faire la mise au point sur le paysage. La netteté de ma vue se modifie à mesure des « clignotements » que je ressens.

— Ça a l'air de fonctionner, observe Joey en commentant les dilatations et contractions successives de mes pupilles.

Et soudain, il réitère l'opération et me renvoie sur le côté droit. L'angle de cent quatre-vingts degrés que je viens de faire me provoque une nausée atroce et des vertiges encore plus épouvantables. Les mêmes sensations récidivent, heureusement elles ne me surprennent plus cette fois-ci. Et finalement, après quelques minutes, mon état se stabilise. Joey lâche délicatement mon cou et s'agenouille face à moi. Il chuchote :

— Reste un peu comme ça. Le médecin qui s'est occupé de ma tante disait que cela aidait à évacuer le trop-plein de cristaux. Je ne suis pas un expert, mais tu as réagi comme elle. Je pense que tu as fait la même crise.

Hélas, si je cherchais une origine à ce problème, Joey m'apprend qu'on ne connaît pas la cause de ces symptômes.

Cela passe parfois tout seul. Il caresse mes cheveux entremêlés et m'indique :

— Nous verrons vite si tes vertiges s'améliorent.

Je voudrais lui répondre, toutefois je me perds dans ses yeux qui me veillent. Sous ses mains qui me câlinent, je me calme entièrement. Mais mon cœur s'agite maintenant et me pousse à exprimer mes regrets. Mes bras se lèvent et entourent soudainement Joey qui, déséquilibré, se presse contre moi. Nos visages se frôlent, tandis que je baisse les armes.

— Je te remercie tellement, Joey. Je me sens rassurée auprès de toi. Je suis si navrée de ce que je t'ai dit vendredi. Je sais que tu m'en veux et que c'est gonflé de te demander pardon. Mais s'il te plaît, excuse-moi.

Je sens ses muscles se détendre sous mes paroles. La suite se suspend à ses lèvres. Je m'en remets à sa sentence, de toute façon, je n'ai plus rien à perdre.

Chapitre 17

— Je ne pourrai jamais t'en vouloir, murmure Joey au creux de mon oreille.

Il soupire, sans que je puisse apercevoir les émotions qui parent son visage. Tremblante, je reste suspendue à la suite de son discours.

— J'ai agi de manière puérile. Partir ainsi... ne me ressemble pas.

Joey recule doucement pour me faire face. Il continue de caresser mon front en plongeant ses yeux si lumineux dans les miens.

— J'ai tellement entendu de trucs sur moi que je ne les compte plus. On m'a balancé bien pire à la figure. Finalement, ce que tu m'as dit n'est rien à côté de ça.

Cette fois, il grimace en ajoutant :

— Mais quand ça vient de toi, je n'y peux rien, tout est exacerbé.

Je regrette mes propos de vendredi, je l'ai vraiment peiné. Je veux renouveler mes excuses, cependant mon ami m'en empêche en posant ses doigts sur ma bouche. Ce contact m'électrise et me rappelle la chaleur de son baiser. Joey, toujours agenouillé, se redresse et s'assoit sur le rebord de mon lit en attrapant délicatement ma main.

— Je suis parti parce que je pensais que c'était ce que tu voulais, ce que tu attendais de moi.

Il tire la langue et avoue :

— Bon, aussi parce que j'étais un peu vexé, je ne peux le nier. Je pensais que tu avais honte qu'un mec comme moi t'embrasse.

Son sourire cache un brin d'amertume, je le ressens. J'essaye de me relever et de secouer la tête, seulement, mon corps n'est pas encore prêt. Joey insiste pour que je reste allongée et ne me laisse pas m'expliquer.

— C'est ce que j'ai cru, grogne-t-il en me faisant les gros yeux pour éviter que je bouge. Et voilà pourquoi je n'ai pas osé reprendre de tes nouvelles. Tu me connais maintenant, tu sais les doutes qui m'habitent. Toutefois, lorsque tu m'as appelé tout à l'heure, j'ai compris que j'avais tout faux.

Je ne peux plus incliner la tête ni répondre quoi que ce soit tant je demeure figée, dans l'attente de ses paroles. A-t-il percé à jour tous mes mécanismes de défense ? La chaleur de sa main irradie la mienne et, malgré tout, c'est son regard enflammé qui me bouleverse par-dessus tout. Il me dévisage comme s'il tentait de me mettre à nu. Jusqu'à présent, j'ai résisté.

Désormais, je ne tiens plus. Je vais craquer dans quelques secondes, je le sais. Je reste suspendue à ses paroles, devinant que lorsqu'il finira son discours je n'aurai plus le courage de me taire.

— Je me sentais coupable, nuance-t-il, et puis je me suis aperçu que ce n'était pas de moi que tu avais peur. Si c'était le cas, tu ne m'aurais pas appelé à l'aide… pas moi.

Je frissonne sous les mots justes qu'il énonce.

— De quoi as-tu peur, Leslie ? me questionne-t-il pour finir.

Avec un naturel qui ne ressemble qu'à lui, Joey tape dans le mille. Le cœur de la cible est atteint. Je déglutis, sans pouvoir commencer la moindre phrase, ne sachant par quel bout débuter. Depuis trop longtemps, je canalise mes remords. Depuis trop longtemps, je me consume. Comment réussir à trouver le levier pour débloquer le mécanisme rouillé de mon être ? À ce moment, ironiquement, je me sens plus recroquevillée dans ma bulle que le jeune homme avec son autisme. Joey se rend compte de ma difficulté à m'ouvrir. Il voit que j'ai besoin d'un coup de pouce pour me lancer. Et Joey, de son œil observateur, a bien des arguments pour me faire parler.

— Tu es une fille généreuse et empathique. Si ce n'était pas le cas, tu ne travaillerais pas là où tu es, tu n'aurais pas sauvé la mamie à l'époque…

Il lève sa main libre et fouette l'air pour augmenter l'effet de ses paroles. J'entends dans sa prononciation une gravité que je ne lui connais pas quand il rajoute :

— Et tu ne serais pas revenue me chercher à la librairie l'autre jour. Alors pourquoi j'ai tant l'impression que tu paniques à l'idée d'être toi aussi heureuse ?

Il me serre davantage la main, plus bouillant que jamais.

— Je ne suis pas très doué pour comprendre les sentiments des autres, affirme-t-il, mais toi, je peux l'assurer, tu te retiens, tu te mets des barrières. Comme si tu t'empêchais de vivre, comme si tu t'interdisais d'accéder à la joie que tu désires pourtant pour les autres.

L'air me manque, néanmoins Joey ne lâche pas. Il veut comprendre. Cela reste peut-être son plus grand défaut. Les indices sont présents sous son nez depuis le début. Là, il commence à assembler les pièces du puzzle. Sa conclusion tombe tel un couperet.

— Pourquoi as-tu une voiture, Leslie, alors que tu ne conduis jamais ?

Ses iris mordorés attendent d'accueillir ma réponse. Cette fois, je ne peux plus fuir. Je dois affronter mes souvenirs. Troublée par la lueur que je rencontre dans ses yeux magnifiques, je ferme les paupières pour ne pas me déconcentrer. Je consens à me lancer dans un terrible monologue :

— C'était il y a un peu plus de quatre ans. J'avais vingt et un ans et je travaillais depuis quelques semaines au centre de transfusion.

Extirper ce que j'ai relégué dans un recoin de ma mémoire est un exercice douloureux. Paradoxalement, je me souviens de nombreux détails, et pourtant je me rends compte à quel point le temps a suivi sa course, m'éloignant de ce jour qui a changé ma vie.

— Ma mère et moi revenions d'un après-midi shopping entre filles. Sur la voie rapide, dans sa voiture, on chantait comme des folles. Nos voix complices couvraient la radio, quand tout à coup…

J'aspire une énorme goulée d'air avant d'enchaîner :

— Un chien a surgi sur la route et nous avons eu un grave accident de voiture.

Mes veines se contractent, tous mes muscles se tendent. Je décris la scène à Joey comme si j'y étais encore. Je me souviens même de la race de ce chien, surgi de nulle part. Un imposant labrador beige. Ce qu'il faisait là ? Nul ne l'a jamais su. Ni pucé ni tatoué, on n'a jamais retrouvé la trace de son maître.

Puis je raconte notre sortie de route avec tous les tonneaux que la voiture a effectués. Je ne m'attarde pas dessus, mon corps se raidissant sous les images qui défilent dans mon esprit. Je pose ma main sur mon buste, sentant presque encore la pression exercée par la ceinture qui m'avait retenue et certainement sauvé la vie. Je me mords les lèvres en repensant à ces chocs continus, cette sensation désagréable de me trouver dans une essoreuse mortelle sur laquelle je ne pouvais agir, impuissante. Mais le pire a été le silence qui s'est étiré pendant de longues secondes. Un silence glacial. Un silence de mort. Alors que j'avale ces mots, je sens Joey enrouler ses bras autour de moi et poser sa tête contre la mienne. Il voit combien cet aveu représente une épreuve difficile. Pourtant, ses bras réconfortants m'encouragent à lui raconter la suite :

— Lorsque j'ai pu reprendre mes esprits, j'ai constaté que ma mère était évanouie. J'ai crié longtemps, coincée par ma ceinture qui refusait de se détacher.

J'évoque aussi le sang qui maculait ses vêtements sans que j'arrive à en dépister l'origine.

— Sa respiration, précisé-je en haletant et fronçant les sourcils, il n'y a qu'à sa respiration que j'ai compris qu'elle était toujours vivante. Elle n'a pas repris connaissance tout de suite.

Je me blottis contre le corps de Joey, reprenant mon souffle. Mon cœur pulse à une cadence infernale. Je me sens complètement rattrapée par l'effroi de ce jour cruel. Joey ne cesse de me serrer contre lui, à moitié allongé sur moi. Son énergie se diffuse en moi, me permettant de narrer les suites de l'accident, même si je peine à le faire avec fluidité :

— Sa jambe droite était coincée par l'habitacle défoncé.

Quand les pompiers ont réussi à l'extraire, j'ai tout de suite su que les dégâts sur celle-ci seraient irréversibles.

Je hoquette en visualisant l'état de sa jambe blessée, que dis-je, brisée en plusieurs endroits.

— Des lambeaux de chair brûlée s'accrochaient à son pantalon déchiré, c'était horrible. Elle n'a pas repris connaissance avant son arrivée à l'hôpital.

À l'évocation de ce mot, d'autres souvenirs écrasent les premiers, me renvoyant à d'autres tourments.

— Quand Maman s'est réveillée, noté-je, je pensais que le pire était derrière nous… mais j'avais tort.

Le silence de Joey me rassure. Il se doute que je ne suis pas prête à entendre le réconfort que d'autres s'empresseraient de m'apporter. Seule la pression qu'il exerce autour de mes épaules traduit son soutien. Et pour le moment, ce simple geste vaut tout le reste. J'ouvre mes paupières, me sentant en confiance contre lui. Avec pudeur, je parle des séquelles physiques de ma mère, de sa lente rééducation, de son long séjour à l'hôpital. Mais j'aborde aussi sa privation définitive d'une vie « normale », impactant lourdement son moral.

— Figure-toi qu'elle a été également transfusée !

Mon exclamation le surprend, parce que je l'exprime avec vigueur, comme si cette information sortait du lot. Puis il comprend.

— Comme tu travailles dans ce domaine, j'imagine combien ça a dû te choquer.

Ma mâchoire se serre tandis que j'acquiesce légèrement d'un mouvement de tête. Il ne croit pas si bien dire. Je mets quelques secondes avant de reprendre, plus morose encore :

— Maman a vu son existence bouleversée. Impossible pour elle de retravailler au vu de son handicap. Les fractures multiples de sa jambe lui ont laissé des douleurs indélébiles et ses muscles abîmés n'ont jamais récupéré leur force d'antan. Elle n'a jamais pu retrouver sa démarche d'autrefois. Et moi…

Je ne peux me détendre quand je dois compléter ma phrase. La honte et la gêne sont toujours mes meilleures alliées.

— Moi… je n'ai absolument rien eu. Pas une égratignure.

Le poids de cet écrasant constat semble de plus en plus lourd. Joey se détache un peu de moi et me fixe. Arrive-t-il à lire ce qui agite mon cœur, ce qui le trouble au point de regretter pareille situation ? J'imagine qu'il va me dire que ma mère n'aurait pas voulu l'inverse. Tout le monde, y compris l'intéressée, m'a déjà servi cet argument de nombreuses fois. Cependant, sans filtre comme toujours, il formule sa pensée :

— Je sais que je ne devrais pas me montrer égoïste. Et crois-moi, je ne veux pas de mal à ta maman. Mais… pour être honnête, je suis soulagé que tu n'aies rien eu.

Stupéfaite, j'écarquille les yeux. C'est la première fois que quelqu'un se permet de juger les conséquences de notre accident. Alors que je suis pétrie de remords, que je maudis l'injustice qui a privé ma mère de sa liberté et qui ne m'a rien volé à moi, Joey vibre de sincérité, remerciant le ciel de m'avoir épargnée. De peu, je retiens ce que mon cœur cache. Pour autant, je suis tellement surprise de ce qu'il vient de dire que je ne réplique rien et bredouille plutôt :

— J'ai dû continuer d'avancer. Pour elle. Malheureusement, j'ai vite compris que je ne pourrais compter que sur moi-même.

Joey caresse désormais ma nuque. Ma gorge se détend et retrouve un peu d'air. Je dois lui avouer pourquoi je me suis barricadée dans une bulle impénétrable.

— Tu sais, expliqué-je, je venais de me mettre en couple avec un garçon quelques semaines avant l'accident.

Mon ami incline sa tête. Attentif, il écoute ma prochaine révélation.

— Il n'a pas du tout supporté mon investissement auprès de ma mère. Selon lui, c'était anormal.

Lasse, j'étouffe mon murmure :

— Il ne comprenait pas. Du moins, il ne s'en est jamais donné la peine.

Joey grogne quelque chose d'inaudible et ses joues se creusent. Je commence à savoir que chez lui cette grimace exprime son dégoût et sa colère. Il saisit que ce garçon m'a quittée, faute d'harmonie entre nous et certainement par son manque d'empathie vis-à-vis de moi et de ma situation. Je pose ma main sur la sienne et relativise :

— Il n'avait pas tort. Je ne pouvais lui donner plus de place, alors que je me dévouais à ma mère. Et à tort ou à raison, cette séparation m'a prouvé que je ne devais plus m'attacher aux autres. J'étais persuadée que rester seule valait mieux que d'être trahie de cette façon. Sous ses apparences de charmeur, il n'avait aucune envie de me soutenir.

À ce moment, mes joues rougissent. Je crois que Joey mérite que j'aille jusqu'au bout de mon raisonnement… et de mes sentiments.

— Je ne voulais plus rien, lui fais-je remarquer. Et surtout, ne plus m'attacher à personne. Enfin, jusqu'à toi, Joey.

Devant mon compliment soudain, les yeux de celui-ci s'illuminent. Le rythme cadencé qui tambourine dans ma poitrine s'accélère, rapide et brusque. Maintenant que Maman a quelqu'un dans sa vie, puis-je moi aussi rêver un peu ? Puis-je me permettre de croire à ce que j'ai voulu oublier ?

Chapitre 18

Je pince mes lèvres dans une grimace gênée, en détournant le regard. Pendant longtemps, j'ai mis en sommeil ces ressentiments. Coupée d'un monde dans lequel je ne trouvais plus ma place, je n'ai pu confier cette mélancolie à aucun ami. Mes grands-parents habitant loin, j'ai créé peu de liens avec eux. De toute façon, je ne voulais pas leur causer davantage de soucis, eux qui ont pensé nous perdre. Quelques médecins investis auprès de Maman ont tenté de mettre au jour mes remords, mais aucun d'eux n'a su trouver des arguments ayant sens à mes yeux. Tout à coup, la voix monocorde de Joey analyse :

— Je comprends maintenant ton attitude distante. Tu regrettes que ta maman soit la seule touchée.

Et encore, il est si loin du compte. Il ignore ma colère, mon impuissance… celle qui m'empêche d'avancer et de dépasser ce malheur.

— Avec ce qu'a fait ce type, reprend-il, forcément que tu ne peux plus avoir confiance. Comment pourrais-tu laisser entrer des gens dans ta vie après pareille trahison ?

Cette fois-ci, la tonalité de sa voix a changé. Je la perçois nettement. De la gravité la submerge, ce qui m'oblige à le regarder de nouveau. Lui, d'habitude si impassible physiquement, arbore des traits crispés sur son visage. Il serre les dents, je le vois à sa mâchoire contractée.

— Je sais que tu ne veux pas de ma pitié, souligne-t-il, mais je suis malheureux pour toi.

Son attitude brise mes dernières barrières, et sans que je puisse les retenir, des larmes roulent sur mes joues, les dévalant comme une avalanche. Je ne sais plus trop pourquoi je pleure. Libératrices, les larmes ont un goût d'apaisement. Elles ne sont pas automatiques face à ces souvenirs douloureux ; ce sont bel et bien les paroles de Joey qui m'impactent le plus et qui brisent mon armure. Pendant un long moment, le silence n'est interrompu que par mes sanglots. Joey me veille, ne cherchant pas à me consoler ou à m'aider à me ressaisir. Il est juste là, à la fois dans sa distance et dans sa présence. Un pilier auquel j'ose enfin me raccrocher. Comment cet homme peut-il être dans pareille justesse ? Avec le temps, je me calme et respire plus posément. Épuisée par mes évanouissements répétés et le chagrin que j'extériorise, je m'assoupis à plusieurs reprises, sans craindre le moindre jugement de mon ami. Chaque fois que j'émerge, il est toujours là, à côté de moi. Il a changé de place et s'est installé sur mon lit, tout près de mon corps. Par moments, il a un livre de ma bibliothèque dans les mains, mais à chacun de mes réveils, il le pose sur les genoux et guette mes réactions. Non pas qu'il me surveille, il reste simplement aux aguets, prêt à m'aider si besoin. Enfin, après quelques heures, j'ouvre mes yeux gonflés en me sentant moins épuisée. Lentement, je veux me redresser. De toute évidence, le mouvement de balancier de Joey a agi, car j'arrive à m'asseoir sans que tout bascule autour de moi.

— Ça va ? s'inquiète-t-il.

Après quelques secondes, je peux le rassurer. Les nausées ne m'accaparent plus, les vertiges demeurent moins présents. Je distingue mon réveil qui affiche midi passé. Je frémis, comprenant que Joey a sacrifié sa matinée du dimanche pour rester avec moi. Je ne peux m'empêcher de lui apporter ma gratitude et de me désoler :

— Ton jour de repos est fichu.

— Je ne crois pas, affirme-t-il avec conviction.

Après toutes les émotions de ce matin, mes joues trouvent encore la force de se colorer, à tel point que Joey s'empresse de vérifier si j'ai de la fièvre ou non. Heureusement, mon ventre se met à grogner, me donnant un bon prétexte.

— J'ai plutôt faim.

Aussitôt, le jeune homme s'exécute. Il bondit hors du lit et se propose pour aller préparer un petit déjeuner consistant, m'ordonnant de ne pas me relever seule. Curieuse, je l'entends crapahuter dans mon studio, me demandant ce qu'il cuisine. À ses questions successives, je lui indique où se situent les ustensiles dont il a besoin et l'emplacement des ingrédients. Il fait plusieurs tours entre ma gazinière et le coin salon où je perçois des bruits secs sur ma table basse. C'est étrange de le savoir dans mon appartement d'habitude si vide. Quand il vient m'aider à me lever, j'ai peur de sentir à nouveau les malaises m'emporter. Par chance, les vertiges semblent décidément moins violents. Prudente, j'avance d'abord à petits pas, cependant le soutien de Joey me permet vite de prendre de l'assurance. Quand je découvre le petit déjeuner qui nous attend, je suis stupéfaite. Loin de la diététique et de l'allégé, une grosse omelette trône sur une assiette au milieu de mes pains au lait et de tous mes pots de confiture et de miel. Mes fruits ont quitté leur corbeille pour venir ajouter de l'effusion à cette table dantesque. Je crois que le message est clair, je dois manger. Tant pis pour un éventuel régime, mon estomac ne se plaint pas de l'opulence de ce repas. Satisfait, mon ami observe, tout en se délectant de mon miel de tilleul. Apparemment, il s'agit de son péché mignon. D'abord silencieux, Joey finit par m'interroger :

— Tu te sens capable d'aller voir ta maman ?

Résolue, j'acquiesce :

— Je ne veux pas qu'elle s'inquiète. Je lui ai promis de lui ramener son complément de courses.

— Très bien, décide Joey, je t'appellerai un taxi pour que tu t'y rendes. Et je t'en commanderai un pour le retour.

Prévenant, le jeune homme pense vraiment à tout. Même si le trajet est court, je n'aurai pas à y aller à pied. Il mord à pleines dents dans un petit pain tartiné de miel, quand je lui propose :

— Tu veux bien venir avec moi ? J'aimerais que ma mère fasse ta connaissance.

Tout à coup, Joey s'étrangle. Il tousse plusieurs fois avant d'avaler sa bouchée. Il ferme son œil gauche où une larme vient de naître par la force de sa toux.

— Tu es sûre ? s'étonne-t-il.

— Oui, approuvé-je. Enfin, si tu en as envie. Je ne t'oblige à rien. Tu as déjà fait tellement pour moi aujourd'hui.

Le visage de Joey s'incline subitement.

— J'accepte ta proposition. Je suis très touché, merci.

Je lui souris en le forçant à me regarder. Il ne peut s'imaginer combien cela me fait plaisir qu'il soit d'accord. Je croque dans une pomme, laissant mon cœur ralentir. Pour combler le silence qui m'embarrasse soudainement, je le questionne sur le chien vagabond de son magasin. Une des qualités les plus développées chez moi est de savoir me donner une contenance.

— Toujours aucune piste, regrette Joey. Et Gwenaëlle m'a

rappelé hier que sa *deadline* approchait. Le berger ne s'entend pas trop bien avec son propre chien. Elle n'a pas changé d'avis et ne s'imagine pas le garder.

Il fronce les sourcils en levant brusquement son visage. Il tape du poing sur ses cuisses en s'alarmant :

— Je comprends pourquoi…

Choqué, il ne termine pas sa phrase. Pourtant, je la devine.

— Oui, je n'aime plus trop les chiens depuis cet accident.

Joey vient de le réaliser. Avant même qu'il ne cherche à parlementer, je l'interromps :

— Surtout, ne va pas croire que t'aider pour ce chien me gêne. J'ai grandi… et ma peur s'amenuise au fil du temps.

Cependant, j'apprécie sa remarque attentive. Même si cela fait partie de son caractère observateur, je me sens spéciale à ses yeux. Notre espèce de brunch se termine et Joey me conduit jusqu'à ma salle de bains. Pendant ma douche rapide et tiède, et surtout en position assise, je l'entends réserver les taxis de l'après-midi. Je repense à sa sidération lorsque je lui ai proposé de rencontrer ma mère. Malgré tout, je ne pouvais louper l'occasion. Le temps est venu d'écouter mes sentiments. À quatorze heures, je suis fin prête, nous descendons devant mon immeuble pour attendre le taxi. Quand celui-ci arrive, je devine les œillades du fleuriste sur ma voiture. Une fois à bord du véhicule, je me permets d'expliquer les raisons de cette présence, point sur lequel je n'ai pas encore répondu à Joey :

— Après notre accident, j'ai voulu la vendre. J'ai trop peur de conduire. Mais quand je l'ai dit à ma mère, elle s'est fâchée. Elle pensait que le traumatisme que j'ai subi partirait, seulement...

Mal assurée, je bégaye :

— Je préfère indéniablement le bus.

Mon ami se contente d'opiner de la tête, quand je l'informe :

— Comme cette voiture semblait importante pour ma mère, vu qu'elle avait perdu la sienne dans l'accident, je n'ai plus jamais parlé de vente. Toutefois, les choses changent... et je crois que cela fait partie de mes nouvelles décisions.

Le trajet dure quelques minutes et le conducteur ne nous laisse pas le loisir de discuter à notre aise, râlant contre les autres automobilistes qui, selon lui, conduisent comme des pieds. Enfin, nous arrivons devant l'appartement de ma mère. J'ouvre en invitant Joey à y pénétrer à son tour. Au bruit de raclement du fauteuil, je devine que Maman se lève pour venir à ma rencontre. Avant qu'elle ne parvienne jusque dans la cuisine, je la préviens :

— Maman, je t'ai apporté ton café.

Je n'ai pas le temps de poursuivre qu'elle entre dans la pièce en retenant un cri. Je remarque que sa démarche a été plus rapide que d'habitude. Était-elle tant pressée de me revoir après notre dispute d'hier ? Puisqu'elle me fixe avec des yeux hébétés, j'interviens calmement :

— Et je viens te présenter Joey, mon…

Déconcertée, je balbutie :

— … mon ami.

Maman reste figée quelques secondes, tandis que Joey avance vers elle :

— Bonjour, madame. Enchanté de faire votre connaissance.

Il retrouve son ton monocorde, celui qu'il a employé lors de notre première rencontre. À ce moment-là, je découvre le fossé qui existe dans le comportement de Joey avec moi et avec les autres. Même si je l'ai entraperçu, cet écart m'apparaît d'autant plus flagrant aujourd'hui. Maman se ressaisit et finalement lui sourit.

— Bonjour, jeune homme. Plaisir partagé. Vous pouvez m'appeler Dana.

Elle me regarde et la surprise qui se lit au fond de ses yeux me fait rire. Elle ne s'attendait certainement pas à voir Joey chez elle après notre discussion d'hier où je lui certifiais avoir pris mes distances avec lui. Après avoir rangé son précieux sésame, je devance ma mère :

— On doit partir à 16 h 30. On peut parler un peu ?

Maman réagit, retrouvant son panache de maîtresse de maison. Elle nous précède dans le couloir, invitant Joey à la suivre. Le salon est décidément la pièce la plus lumineuse, a contrario du reste de son appartement. Le soleil du jour l'inonde et le réchauffe. Je regrette presque d'avoir dérangé ma mère dans cette atmosphère si douce. Maman s'assoit dans son fauteuil en velours vert, tout en me désignant le petit canapé en cuir noir. Je lui explique tout de suite pourquoi Joey reste à mes côtés et pourquoi je me tiens constamment à son bras. D'abord, elle s'inquiète des symptômes que je lui dépeins. Je minimise malgré tout les malaises et passe sous silence quelques détails qui pourraient, inutilement, faire grimper son stress. Très vite, je vois ses yeux s'écarquiller en écoutant la succession des événements, depuis le mouvement de bascule réalisé par mon ami pour me soigner jusqu'à notre arrivée. Elle semble époustouflée par le sang-froid du jeune homme et corrobore ses hypothèses. En tant qu'ex-infirmière, elle a déjà assisté à pareille manipulation physique et, pour elle, le fait que les symptômes s'amenuisent coïncide avec les problèmes de cristaux aux oreilles. Elle me conseille toutefois d'aller voir un médecin si demain les vertiges persistent. Impressionnée par Joey, elle converse avec lui, enthousiaste. Loin de l'interrogatoire militaire que j'imaginais, elle alterne les questions pour mieux le connaître et prête une oreille attentive à ses explications. Joey a l'air détendu et n'affiche pas de réserve face à elle. Bien que ses traits restent lisses, comme toujours face aux étrangers, sa posture ne demeure pas sur la défensive. Ses épaules sont relâchées et son dos ne se redresse pas dans une position inconfortable et raide. Joey n'hésite pas à parler de son magasin, l'interrogeant par la même occasion sur ses goûts floraux. Il lui promet de lui apporter un bouquet de tulipes, une fleur de saison que ma mère adore. Voir ces deux personnes si chères à mon cœur interagir et apprendre à se découvrir me soulage. Et ça ne m'échappe pas que Joey, au vu de sa proposition, ait l'intention de revenir voir ma maman. Je ne peux retenir un sourire, alors même que je ne suis pas incluse dans la conversation. Mais le temps passe et ma visite a également un autre but. Quand leur échange marque un point d'arrêt, je demande :

— Maman, ce serait chouette si on pouvait se faire un repas à quatre… avec Qiang ?

Elle sursaute, surprise par ma suggestion. Pourtant, son visage s'illumine très vite. Outre son sourire, je crois que ses yeux deviennent plus humides qu'à l'accoutumée, signe de l'émotion qui la gagne. Elle comprend dans cette invitation mes encouragements et mon approbation pour sa relation avec son aide. Maman a toujours eu beaucoup de pudeur, cependant, aujourd'hui elle s'empresse de se lever et de me rejoindre pour me faire un câlin. Elle ne dit rien et se contente de me serrer contre elle. La douceur de ses caresses, qu'elle dépose dans ma chevelure, me prouve son bonheur. Cela réchauffe tellement mon cœur de la voir heureuse et rassurée.

— Oui, ma chérie, conclut-elle en reculant. Ce serait vraiment « chouette », comme tu dis.

Bien que depuis toujours nous vivions une relation mère-fille fusionnelle, j'ai le sentiment qu'à cet instant notre complicité se trouve à son apogée. Je comprends que lâcher du lest avec elle l'aidera plus que la surprotection que je lui impose. Alors, je m'emballe :

— Et si Qiang veut apporter sa propre marque de café, pas de souci.

Maman jubile. Elle ne peut sautiller à cause de sa jambe, mais la malice qui prend place dans son regard remplace son manque d'aisance physique. Les tensions que je percevais chez elle ont disparu, envolées comme par magie. Je me rends compte combien mon comportement a un impact sur les gens qui m'entourent. Et même si, au fond de moi, je suis pétrie de bonnes intentions, je n'aide personne si je refuse d'avancer. Je viens d'apprendre la leçon. La suite de l'après-midi passe si vite que j'en oublie l'heure. Heureusement, la vigilance de Joey ne le quitte pas et ce dernier me rappelle l'arrivée imminente du taxi. Lorsque je me lève, les vertiges ressemblent maintenant à de légers tournis, peu handicapants. Cela ne m'empêche pas d'attraper le bras que Joey me tend et de me coller contre lui. Juste avant de partir, je donne une ultime information à ma maman :

— Au fait, maman, cette fois-ci, c'est décidé. Après réflexion, je vais vendre ma voiture.

J'imaginais qu'elle n'accepterait pas, qu'elle répéterait ses vieux arguments, seulement, celle-ci répond :

— Si tu penses que c'est le mieux pour toi, vas-y.

Je manque de vaciller, mais je suis solidement accrochée au bras de mon ange gardien. Je ravale ma surprise et souris, simplement satisfaite de notre échange. Nous évoluons toutes les deux. Dans le taxi qui arrive peu après, le silence règne. À l'inverse du chauffeur volubile de tout à l'heure, celui-là n'ouvre pas la bouche, affichant une politesse basique, se limitant à : « Bonjour, l'adresse, merci. » Je ne sais si sa froideur déteint sur nous, néanmoins nous n'arrivons pas à prononcer le moindre mot. Alors que je suis totalement bien et détendue aux côtés de Joey, je ne parviens pas à calmer mon cœur qui s'amuse à pulser à nouveau comme une fusée. Notre silence s'explique peut-être aussi par l'enchevêtrement de nos mains qui ne se détachent pas l'une de l'autre, même à l'arrière de la voiture. Jamais les doigts de Joey ne m'ont semblé si brûlants et cette vive chaleur irradie maintenant sur ma peau comme un brasier qui ne peut s'étouffer. Quand le trajet se termine et que nous montons doucement à mon étage, notre lien ne s'interrompt pas. Malheureusement, je dois le lâcher pour ouvrir ma porte. Nous rentrons dans mon appartement et je ne sais plus quoi dire.

Heureusement, Joey rompt le silence :

— Je suis soulagé que tu ailles mieux. Mais tu as encore besoin de te reposer. Je vais te laisser pour que tu sois en forme demain.

J'oscille de la tête de manière mécanique, sans oser le contredire. Un peu déçue qu'il parte, je sais pourtant qu'il a raison. Néanmoins, d'un ton impératif, Joey me conseille :

— Tu ne vas pas bosser si tu as toujours des symptômes. Et tu vas voir le doc !

Il prend son portable en main et le lève, en évidence.

— Je reste joignable. Je prendrai de tes nouvelles.

Je marque une hésitation, puis trouve le courage de le remercier à nouveau :

— Je ne sais pas ce que j'aurais fait sans toi. Tu es vraiment un garçon formidable. Je suis encore désolée pour toutes mes erreurs. Je te remercie de m'avoir laissé une chance et de ne pas être resté fâché contre moi.

Joey plisse tout à coup son front et affiche un visage que je ne lui connais guère. Soudain, dans un souffle, il émet :

— Non, c'est vrai, je ne suis pas fâché. Malgré tout, je ne suis pas satisfait non plus.

Mon ventre se tord. J'ai bel et bien tout gâché. Du moins, c'est ce que je pense jusqu'à ce qu'il ajoute :

— Je ne suis pas satisfait, car tu m'as présenté à ta mère

comme un simple ami.

Mon cœur se soulève, pris d'une accélération incroyable, quand il répète :

— Moi, ça ne me va pas. Je ne suis pas un simple ami, si ?

Il s'approche et me dévisage. Ses prunelles me scrutent littéralement. Joey lit en moi. La distance qui nous sépare devient si étroite que je ne vois plus que lui. Il glisse ses paumes sur mes bras, puis remonte l'une sur ma joue. Il s'arrête à quelques centimètres de moi en posant ses yeux sur mes lèvres. Mon corps pourtant malmené depuis ce matin s'embrase. En se blottissant contre celui de Joey, il fait disparaître le moindre écart entre nous et brise la retenue qui m'oppresse. Avec délicatesse, mais sans hésitation, sa bouche se presse contre la mienne. Cette fois-ci, hors de question de le repousser. Contrairement à vendredi soir où mon esprit s'embourbait dans des considérations malheureuses, ce dernier est désormais clair. J'ai envie de ce baiser, j'ai envie de prendre des risques et de voir où cela me mène. Alors que notre premier baiser se voulait plutôt chaste, celui-ci est d'une fougue incroyable. Nos lèvres entrouvertes se redécouvrent timidement avant de s'abandonner davantage les unes contre les autres. Nos langues s'entremêlent dans une danse explosive, enfiévrée. Les frissons qui parcourent ma peau redoublent, incontrôlables, tandis que mes sens sont en alerte. Joey n'est que douceur. Ses caresses qui s'échouent sur ma nuque et le long de mes cheveux, sa bouche qui s'empare de la mienne avec une tendresse infinie, le rapprochement irrésistible de nos corps l'un contre l'autre. La puissance de ses bras me rappelle sa force, et pourtant j'ai le sentiment d'être touchée avec une précaution extrême. J'ai l'impression de me redécouvrir sous ce baiser, sous le désir qu'il provoque. Avec Joey, je me sens moi, enfin complète. Je ne peux taire un gémissement quand ses lèvres se referment et s'éloignent des miennes, tant revenir à la réalité m'est difficile. Lorsque je le vois m'observer ainsi, je décèle de la virilité. Il n'est plus seulement Joey, mais l'homme qui m'attire irrémédiablement. Il montre une assurance folle et me lâche en me saluant :

— Je ne peux pas rester. Tu dois te reposer. On se voit demain soir ?

Je bafouille mon approbation, tellement son baiser m'a déstabilisée. Après avoir caressé une ultime fois mes lèvres du bout de ses doigts, il me laisse. Il s'échappe vite. Trop vite. Je sais que je dois récupérer et que son départ se veut nécessaire pour mon bien. Seulement, à la seconde où la porte se referme sur lui, le manque s'impose à moi, cruel et brut. Je crois ressentir quelques vertiges, bien différents de ceux vécus ce matin. Est-ce cela qu'on surnomme « vertiges de l'amour » ? Je passe ma soirée à revivre cet instant, à sentir mon ventre parcouru de salves de picotements, qui me font sourire béatement plusieurs fois. Je comprends également que je n'ai pas répondu à sa question. Peut-être que Joey l'attend avant d'envisager plus. Du moins, cela collerait à sa logique. Alors vers dix-neuf heures, je décide de lui envoyer un message. Moi d'habitude si réservée, je n'ai aucune incertitude dans les mots que j'emploie :

— Non, Joey, tu n'es pas qu'un simple ami.

Chapitre 19

À mon réveil, je m'empresse de vérifier mon état. Je me lève doucement et constate avec soulagement que les tournis ont presque entièrement disparu. Comme la veille au soir persiste un léger déséquilibre, ne me gênant absolument pas. Je vais pouvoir aller travailler. Quand j'envoie à Joey un message où je lui promets que je me sens bien, il me répond instantanément :

Ménage-toi quand même. Et… je suis pressé de te retrouver ce soir.

Moi aussi, simplement, je dois pour le moment aller au boulot. Ce matin, l'ambiance au laboratoire est au beau fixe. Arrivée à huit heures, je prends les consignes pour ce début de journée, tout en écoutant mes collègues se lancer des répliques de films ou de séries en guise de jeu. Comme le travail est assez calme en ce début de matinée, je compte les points entre Lydéric, un fan de la série *Kaamelott*, et Anna, une quinquagénaire toute pétillante. Si je devais comparer ces deux-là à des personnages, je les associerais aussitôt aux nains de *Blanche Neige*. Anna ne pourrait être qu'un « Joyeux », tant sa bonne humeur se répand à chacune de ses gardes. Dommage que son temps partiel l'éloigne à moitié du laboratoire. Quant à Lydéric, c'est un « Prof » né. Sa culture est indéniable et je m'interroge sur le fait qu'il n'ait pas choisi l'enseignement plutôt que la technique laborantine. Au bout de plusieurs minutes, leurs réparties m'amusent tellement que je m'immisce dans leur conversation. Notre trio improvisé ne s'interrompt pas pendant plus de dix minutes, à la fin desquelles, hélas, le devoir nous rappelle. Lydéric, mon binôme côté « distribution des poches », s'enthousiasme :

— C'est rare que tu rentres dans nos délires, Leslie. Franchement, c'est fun de te voir comme ça.

Son compliment me touche. Je sais qu'il va me falloir du temps pour réapprendre certains codes. Je suis désormais consciente que, pas à pas, j'en suis capable. Je ne changerai pas du tout au tout en un jour. Je poursuivrai, malgré tout, mes efforts pour me réapproprier le monde dans lequel je baigne. Si Joey m'a ouvert les yeux, ce n'est pas pour que je les referme tout de suite. Nous ne sommes pas débordés aujourd'hui. Les demandes de sang nous parviennent de façon éparse, rythme largement gérable à trois techniciens, avec l'arrivée de Nicolas, dit « Nikou ». Les moments d'attente se multiplient et me permettent de rêver un peu. Après mon message d'hier, Joey a répondu par un *smiley* qui sourit. Puis au bout de quelques instants, il m'a envoyé son ressenti sur notre baiser. Aussi déstabilisé que moi, il a insisté sur son envie de faire le point sur notre relation… et disons, son envie de l'officialiser. Mes joues se réchauffent à l'évocation de cette pensée. Je pose la tête sur mes mains croisées, les coudes sur le bureau devant mon ordinateur, et me remémore la scène où Joey m'embrasse. J'ai déjà embrassé d'autres garçons, mais rien n'est comparable au baiser que nous avons échangé. Loin d'être sauvage, il vibrait malgré tout d'une sensualité exacerbée et m'a projetée dans une galaxie différente de la nôtre. Pour dire vrai, pendant ce baiser, je me suis complètement déconnectée de la réalité. Rien ne me retenait d'autre que la saveur de sa bouche sucrée. Hormis celui de vendredi, c'est une première expérience pour Joey. Et pour autant, j'ai trouvé son baiser parfait. La fougue se mêlait à la tendresse, le désir augmentait crescendo dans cet échange excitant. Peut-être que jamais mes sentiments n'ont été aussi puissants que maintenant, face à cet homme qui a su s'emparer de mon cœur. Tout à coup, une main se pose sur mon épaule et m'extrait de mes pensées romantiques.

— Youhou, Leslie ! C'est toi qui as demandé la carte de groupe pour la patiente d'hémato soins intensifs ?

Je sursaute et me reconnecte à la réalité.

— Oui, je bredouille.

Lydéric me la tend et m'explique que le fax vient de l'imprimer. Professionnelle, je me concentre et prépare ma distribution. Cela ne m'empêche pas de chantonner quand je place mes concentrés de globules rouges dans la pochette qui partira dans la capsule du pneumatique, reliant notre service à ceux de l'hôpital. Nikou le remarque et s'extasie :

— Tu rayonnes aujourd'hui. Qu'est-ce qui t'arrive ?

Anna, préposée aux automates juxtaposant la pièce *open space*, renchérit :

— C'est vrai. Où est notre Leslie si introvertie d'habitude ?

Je ne réponds pas et leur souris. Aussitôt, Nikou et Lydéric élaborent hypothèse sur hypothèse, toutes plus loufoques les unes que les autres. À midi, lors de la pause-déjeuner, je suis passée du statut de double lobotomisé à celle dont on a accordé une très grosse augmentation, sans oublier celui de la patronne infiltrée, grimée avec mes traits. Certains de mes collègues possèdent une imagination sans bornes. Ils pourraient sans aucun doute écrire des livres. Leur humour bienveillant me fait beaucoup rire, aussi je les laisse croire que la solution la plus probable reste la promotion salariale. Qui sait, cela donnera peut-être des idées à mon chef ? Peu dupe, Anna profite du repas pour me chambrer un peu.

— Toi, tu es amoureuse, je me trompe ?

Cette mère de famille de deux grandes filles a de l'expérience. Cependant, je ne lui répondrai pas avant d'avoir parlé à Joey ce soir. Si je dois mettre des mots sur mes sentiments, c'est à lui que je veux les adresser en premier.

— Peut-être, finis-je par lâcher en guise de réponse.

Ma collègue s'apprête à répliquer quand la porte de notre salle de pause s'ouvre sur Tiffany, une des dernières embauchées, et en l'occurrence, la technicienne du soir. Plus blonde que les blés, cette jeune fille de vingt-trois ans aux lunettes parfaitement rondes représente l'optimisme. Volontaire et consciencieuse, elle s'investit avec joie dans notre équipe. Or, à son teint pâlichon et à son bonjour las, nous devinons qu'elle a un problème.

— Qu'est-ce qui se passe, ma petite Tiffany ? demande Anna avec affection.

Dépitée, la jeune femme dépose sa gamelle au frigo, tout en râlant :

— Ma voiture va finir par me lâcher. J'ai mis au moins cinq minutes à la démarrer.

De mémoire, ma collègue a déjà parlé de sa voiture qui devient de plus en plus capricieuse et récalcitrante. Elle a passé le dernier contrôle technique de justesse, et visiblement, sa fin approche.

— Je n'ai pas les moyens de m'en racheter une neuve. Je vais devoir me tourner vers l'occasion.

Tout à coup, un déclic se produit dans ma tête. Les planètes se veulent-elles miraculeusement alignées ?

— J'ai une voiture à vendre, moi, clamé-je aussitôt dans un sursaut.

Je vois l'espoir renaître dans les yeux de ma collègue qui m'observe avec un intérêt nouveau. Brièvement, je lui donne la marque de mon véhicule, son kilométrage et m'attarde sur sa qualité. Puisque je ne la conduis plus depuis quatre ans, je me base sur son dernier contrôle, réalisé et géré de A à Z par mon garagiste, qui l'a trouvée comme neuve. Celui-ci s'est évertué un bon moment à me faire comprendre que je perdais de l'argent à garder une voiture dont l'utilisation se résumait au néant.

— Tu es de quel horaire demain ? demandé-je à Tiffany en ayant une idée en tête.

— De jour, 9 h 45.

Exactement comme moi. L'occasion rêvée pour lui proposer un essai.

— Si tu veux, tu viens jusque chez moi avec ta voiture, puis nous prendrons la mienne pour venir au boulot. Tu conduiras et pourras juger si elle te convient ou non. Pareil au retour à dix-huit heures. Cela t'irait ?

Tiffany claque ses mains entre elles et applaudit.

— Trop bonne idée, exulte-t-elle.

J'ajoute que mon prix de vente ne sera pas élevé. Je désire m'en débarrasser et non spéculer dessus.

— Tu es ma sauveuse, pointe-t-elle en sautillant toute guillerette et en se dirigeant vers le laboratoire.

Quand elle est contente, cela se voit. Néanmoins, sa remarque spontanée pique légèrement mon cœur. Bien que le voile qui l'emprisonnait depuis tout ce temps se dissipe, persiste au fond de moi ma blessure la plus profonde. Je ne mérite toujours pas ce qualificatif. Je ne veux pas me renfermer à nouveau, alors je prends sur moi. Lorsqu'Anna et moi revenons au labo, celle-ci me félicite :

— Tu donnes un sacré coup de ménage dans ta vie, ma belle.

Elle a raison. Et je me sens, d'un coup, plus forte. En joignant le geste à la parole, je déclare :

— Un bon coup de balai.

Je dois prendre ces instants comme des bonus et non comme une récompense. Je ne dois pas oublier qui je suis vraiment et ce que j'ai fait. Mon âme ressent la douleur lancinante qui la brise depuis des mois. Toutefois, aujourd'hui, je refuse de trop l'écouter, tant mon impatience de revoir Joey la supplante. Tout l'après-midi, entre mes demandes de sang, j'établis tous les scénarios possibles et imaginables, trop nombreux pour tomber sur ce qui se réalisera véritablement. En revanche, l'organisation première de notre soirée ne me satisfait pas complètement. Joey et moi devons nous retrouver à dix-huit heures à mon appartement, puisque l'un comme l'autre terminons notre travail de bonne heure. Seulement, j'aimerais suivre mon instinct et faire quelque chose de précis avant notre rendez-vous. Et je décide d'écouter cette minuscule voix qui tourbillonne dans mon esprit. C'est donc ainsi qu'aux alentours de 17 h 25, je me trouve devant la vitrine du fleuriste, portée par un courage et par une détermination à toute épreuve. Du moins, je l'espère. Je sais d'avance que je dois convaincre et que la tâche ne sera pas des plus aisées. J'inspire profondément et secoue mes doigts pour en détendre les raideurs. Avant de pénétrer dans la boutique, j'ajuste une dernière fois mes cheveux derrière les oreilles et me lance. J'ouvre la porte qui tintinnabule à mon entrée. La sonnette est mélodieuse. Je ne l'avais pas remarqué l'autre jour. Elle attire aussitôt les regards de Mme Raturneau et de Gwenaëlle. Quelque part, je suis rassurée de ne pas voir Joey avec elles, mon discours en sera plus fluide. Bien que sa présence tempère mes craintes, j'aurais été tout aussi déstabilisée en revoyant ses lèvres dont le goût m'obsède depuis hier. Je ferme les yeux et secoue la tête pour chasser l'image de sa bouche si attirante. Ce n'est pas le moment, j'ai une mission. J'avance d'un pas en ouvrant les paupières et en saluant les deux femmes :

— Bonjour, mesdames.

Je soupire de soulagement en voyant qu'aucun client n'est présent pour l'instant. Gwenaëlle, toujours charmante, écarte ses lèvres dans un large sourire en me répondant :

— Hello, Leslie.

La tante de Joey ne semble pas aussi joyeuse. Elle marmonne ce que je crois être un « bonjour », tandis que se lit dans son regard une certaine surprise. Peut-être pensait-elle qu'après son avertissement de la semaine dernière, elle ne me verrait plus ? J'avale ma salive et me dirige vers elle, droite et déterminée.

— Madame Raturneau, j'aimerais vous parler, s'il vous plaît.

Pendant quelques secondes, elle hésite, gardant quelques narcisses en poigne, puis finit par les déposer dans le bac à ses pieds en concédant :

— Je vous écoute.

J'attends qu'elle se redresse pour commencer mon discours :

— Je vous remercie pour votre avertissement de l'autre jour.

Elle frémit. Je le vois aux tremblements qui animent soudain ses mains. Elle se ressaisit et me fait face, plantant ses yeux dans les miens comme par défi. Encore une fois, je sais que sa remarque de vendredi n'a pas pour objectif de m'enfoncer. Elle veut défendre son neveu. Sans doute, si je me trouvais à sa place, j'aurais agi à l'identique. On peut se montrer si dur par amour. Je vis la même situation avec ma mère et mon besoin de la surprotéger. Je ne peux que la comprendre. Mais cela ne m'empêchera pas d'aller au bout de ma démarche. Je ne reculerai plus. Donc, je soutiens son regard et affirme :

— J'en ai pris note et j'avoue que vos propos m'ont fait réfléchir. Pendant un temps, j'ai cru que vous aviez raison. Seulement, ce n'est pas aussi simple. Il n'y a pas que votre amour qui peut protéger votre neveu.

Je sens mon cœur palpiter davantage et, par réflexe, je serre les poings pour me donner la force de poursuivre malgré sa grimace. Je ne cède pas, j'enchaîne :

— J'ai compris que Joey n'est pas qu'un simple copain et je ne peux lutter contre ce sentiment.

Qu'elle le croie ou non, j'ai essayé. Et j'ai perdu.

— Nous ne sommes qu'aux prémices d'une relation, confié-je. Cependant, si un avenir existe avec lui, je veux le tenter. Je veux voir jusqu'où cela nous mènera.

La patronne se rebiffe et tente de rétorquer quelque chose, seulement je ne souhaite plus entendre ses arguments qui voudraient me démontrer mes faiblesses ou mes illusions.

— Je ne peux vous faire aucune promesse, insisté-je, car celles-ci risquent d'être rompues. J'aimerais vous rassurer et vous dire que nous ne souffrirons pas l'un comme l'autre, mais c'est impossible. Je suis pourtant sûre et certaine que lui comme moi méritons de vivre cette expérience.

Le visage de Mme Raturneau passe par un incalculable

nombre d'expressions. Je donnerais cher pour savoir ce qui trotte dans sa tête, si la balance penche pour ou contre moi.

— Je ne cherche pas à vous convaincre, fais-je remarquer, réaliste, je vous parle en toute franchise. J'aimerais votre bénédiction et votre soutien, mais je ne vous supplierai pas. Par contre, Joey aura peut-être besoin de se confier et de trouver des réponses auprès de vous. Et je crois qu'il se sentira plus en confiance si vous n'êtes pas complètement braquée contre nos choix.

Par moments, j'ai le sentiment qu'une autre personne parle à ma place. Je me vois spectatrice de ma propre audace et de la ténacité de mes paroles. Depuis quand ai-je cette énergie et ce courage qui coulent dans mes veines ? La fleuriste me dévisage. Voit-elle que je ne faiblirai pas ? Elle fronce les sourcils et croise les bras sur son ventre, tout en me questionnant :

— Pourquoi cette assurance tout à coup ?

Du plus profond de mon être, je tiens au bonheur de Joey. Parce que de puissants sentiments me retiennent à lui ? Certainement. Toutefois, depuis longtemps, j'ai un idéal. Et maintenant encore, je désire garder ce mantra pour toujours. Sans défaillance, d'une voix claire, je justifie :

— Parce que je ne veux plus avoir de regrets.

Chapitre 20

— Tatie, je file, s'écrie soudain Joey avec empressement.

Du fond de l'arrière-boutique, on devine un bruit métallique de clés, puis le fleuriste rajoute :

— Je vais voir…

Il ajuste sa veste sur lui quand il pénètre dans le magasin et termine sa phrase :

— … Leslie.

Aussitôt, lorsqu'il m'aperçoit, son visage rayonne. Il s'approche de moi hâtivement, ignorant maintenant ses deux collègues.

— Tu es là ? Quelle belle surprise !

Il se penche vers moi et, sans retenue, dépose un baiser sur ma joue, ce qui ne manque pas de me faire rougir. Heureusement qu'il n'a pas embrassé mes lèvres, j'aurais eu du mal à me contenir devant les autres fleuristes, dont sa tante. Pourtant, reprendre mes esprits n'est pas aisé, tellement Joey ne me quitte pas du regard, me couvant comme un trésor inestimable. Je glisse ma main dans celle qu'il me tend et lui narre pourquoi je suis venue :

— Je voulais remercier ta tante. Et lui dire combien tu es important pour moi.

Je crois n'avoir jamais vu Joey si heureux. Ses yeux brillent d'une lueur vive, leur couleur mordorée devenant encore plus intense. Il ne se départit pas d'un sourire qui découvre ses dents blanches et parfaitement alignées. Une espèce d'aura l'englobe. Je ressens sa joie et le plaisir de me voir faire cette démarche. Je retrouve un peu de contenance, comprenant que nous ne sommes quand même pas seuls.

Je jette un œil vers la tante de Joey, qui nous fixe sans rien dire. Je n'arrive pas à deviner ce qu'elle pense ni comment elle a accepté mes paroles précédentes. À sa question sur ma soudaine assurance, j'aurais pu tout à fait mettre en avant les sentiments que je porte à son neveu. Cependant, pour que celui-ci soit heureux avec moi, j'ai conscience de devoir être claire dans ma tête. Et approuver l'amour qui nous lie. Donc, je l'exprime peut-être de manière égoïste, mais si j'ose franchir le pas, c'est avant tout pour moi. Sinon, notre histoire en serait totalement déséquilibrée.

— Eh bien, intervient subitement Gwenaëlle, tu nous as caché ça, Jojo.

Sa remarque me rappelle un élément important. Tout en me tournant vers la jeune femme, je m'enhardis :

— Je crois savoir qu'il n'aime pas du tout ce surnom.

Hagarde sous cette réprimande déguisée mais polie, Gwenaëlle sursaute.

— Ah, euh, bégaye-t-elle. Oui, c'est vrai que tu me l'as déjà dit, Joj…

Elle s'interrompt, remplaçant le surnom par Joey.

— Je ne pensais pas que tu le détestais à ce point, semble-t-elle s'alarmer. Je croyais qu'en réalité tu aimais bien que je te chambre.

— Non, soupire Joey en remuant la tête, je le déteste vraiment. J'aimerais en effet que tu arrêtes, s'il te plaît.

Les épaules de Gwenaëlle s'abaissent imperceptiblement. Je le devine malgré tout. Toutefois, égale à elle-même, elle garde le sourire et réplique gaiement, légèrement surjouée :

— Pas de souci, patron.

Elle pivote vers les arrangements de bouquets et s'évertue à les redresser, un à un. Joey ne se rend pas compte de la déception qui se dévoile sur son visage, et un léger pincement au cœur me tiraille. Je me trompe peut-être, seulement, j'ai l'impression qu'elle vient de comprendre que ses rapports avec son collègue resteront uniquement professionnels et ne déborderont en rien.

— Si un jour vous voulez boire un café avec moi, n'hésitez pas, je lui soumets en me surprenant moi-même de ces paroles.

Gwenaëlle me dévisage pendant quelques secondes, ses

sourcils s'arquant devant ma proposition. Puis, après quelques instants, elle accepte.

— À l'occasion, ça pourrait être sympa. Je pourrais aussi vous aider à surmonter votre peur des chiens.

Soulagée de la voir si magnanime, je réponds par l'affirmative. La fleuriste interroge alors Joey s'il y a du nouveau pour le berger polonais de plaine, quand brusquement un énorme raclement de gorge nous arrache à notre discussion. Mme Raturneau a le visage rubicond, les mains posées sur les hanches. Je sens dans la main de Joey son tressaillement.

— Qu'est-ce qu'il y a, Tatie ? la questionne-t-il tout de suite. On dirait que tu vas exploser.

Son allusion me ferait rire tant la comparaison avec une cocotte-minute en ébullition paraît évidente, si je ne craignais pas la colère de sa tante, sous-jacente. Elle nous analyse entièrement, ses yeux s'attardant alternativement sur l'un et l'autre. Je doute que les scanners de la NASA soient aussi performants.

— J'aimerais vous parler, vous deux, ordonne-t-elle en s'avançant vers nous.

Je retiens mon souffle, et d'instinct, je serre davantage ma main dans celle de Joey, devenue moite en quelques secondes. Lui aussi perçoit-il le cataclysme qui va s'abattre sur nous ? Mais peu à peu, le visage de sa tante se radoucit. Il reprend une teinte blanchâtre digne de notre Bretagne, et elle nous offre même un demi-sourire. Elle m'observe d'abord, en confessant :

— J'apprécie ta franchise. J'ai entendu tes arguments et je les accepte. Merci d'être venue m'en parler spécialement.

Son tutoiement inespéré et soudain sonne comme une victoire à mes oreilles, autant que la nature de ses propos. Des larmes d'émotion me montent aux yeux, chassées aussitôt par le bonheur que je ressens. Je sais que je n'ai pas besoin de son autorisation, mais savoir Joey soutenu par sa tante me rassure. Cela représente un bouleversement dans sa vie, que je mesure complètement. Mme Raturneau se tourne alors vers lui.

— Depuis le temps que tu me parles d'elle, je pensais que tu te faisais des films. Je croyais que tu te berçais d'illusions trop douces, qui te feraient beaucoup de mal dans une chute que j'imaginais inévitable. Maintenant, je comprends pourquoi tu n'as pas daigné m'écouter.

Désormais face à Joey, elle tend sa main vers ses cheveux pour les ébouriffer.

— Tu as bien grandi, mon cher neveu. Tu es un homme. Je ne voulais pas le voir.

Elle ouvre tout à coup ses bras et nous attire contre elle dans un gros câlin, où ses rondeurs nous accueillent avec chaleur. Nous l'écoutons insister :

— Si vous avez besoin d'aide, peu importe laquelle, vous

pouvez compter sur moi.

J'entends Joey lui rétorquer, dans sa spontanéité naturelle :

— On a surtout besoin d'air. Tu nous étouffes.

Sa tante nous lâche en râlant, ce qui ne l'empêche pas de donner une bise sur la joue de son neveu.

— Tu as intérêt à faire attention à elle, l'avertit-elle. Tu n'en trouveras pas tous les jours une comme ça.

Je rougis quand la main de Joey caresse la mienne et que ses lèvres murmurent un « je sais » qui me chamboule. Nous saluons les deux fleuristes, et enfin nous nous dirigeons vers chez moi. Je distingue à peine le chemin que nous empruntons. Je suis focalisée sur le corps de Joey qui me frôle, tout le reste devient secondaire. Quand nous arrivons à mon appartement, je suis incapable de dire ne serait-ce que la météo du jour. Impossible de savoir si le ciel se remplit de nuages ou d'une teinte bleutée. À cet instant, il n'y a qu'une personne qui m'éblouit comme le soleil. Je ne sais pas à quoi m'attendre, mais quand je referme la porte sur nous, Joey me prend dans ses bras. Je m'empresse d'embrasser ses lèvres qui m'hypnotisent depuis tout à l'heure. La magie recommence, lorsque nos bouches se collent l'une à l'autre. Le couloir de mon entrée n'a rien de romantique, pourtant je fonds complètement sous le baiser que nous échangeons. Ses bras m'enveloppent avec une telle douceur que je m'y sens à ma place. J'ai l'intime conviction que je suis faite sur mesure pour me lover contre lui. La fougue qui se joue dans ce baiser devient si forte que je suis obligée de reculer pour reprendre mon souffle. Le regard de Joey, embrasé et chargé d'amour, ne se détache pas de moi. Doucement, je lève mes doigts contre une de ses joues et la caresse. Je m'amuse à en effleurer les contours, à frôler la commissure de ses lèvres jusqu'à descendre sur sa nuque. J'enroule ensuite mes bras autour de son cou et lui propose :

— J'aime bien cuisiner les pâtes à la carbonara. Ça te dit ?

À l'évocation du repas, son ventre gargouille. Après avoir déposé un bisou sur sa bouche, je me détache de son étreinte et enlève mon manteau. J'ouvre mon dressing et l'invite à suspendre sa veste. Il s'exécute, mais je l'entends chuchoter :

— Je mangerais bien autre chose.

Je l'abandonne pour rejoindre la cuisine, le visage cramoisi. Je sors mes ustensiles tout de suite, pour éviter de me montrer aux abois. Joey met la table et vient me regarder m'affairer à la préparation du repas. Sa proximité me trouble et n'enraye pas toutes mes interrogations intérieures. Comment voit-il l'officialisation de notre relation ? Au fond de moi, des questions plus intimes se succèdent, sans que j'y trouve d'ordre concret. Je ne peux nier le désir que je ressens et qui m'assaille férocement. Si nous devenons un couple, j'imagine que faire l'amour ensemble sera un cap à franchir. Si celui-ci ne m'effraie pas, je le redoute malgré tout. Parce que je ne sais pas du tout comment Joey voit cette étape. D'après sa remarque de tout à l'heure, l'idée ne lui déplairait pas, visiblement. Cependant, est-il prêt ? J'ai bien compris son inexpérience et, avant tout, je ne veux rien forcer et compromettre. Je me demande tout à coup si je saurai le guider suffisamment, quand il me signale :

— Ça ne brûle pas ?

Pendant une seconde, je cherche à deviner s'il parle des étapes entre nous ou de l'effervescence de mon cœur avant de comprendre qu'il me désigne plutôt ma sauce carbo. Avec précipitation, je rajoute juste à temps de l'eau dans la poêle, avant que la crème ne brûle. J'échappe de peu au fiasco. Malgré tout, quand Joey se penche pour en sentir les parfums, il me félicite :

— Ça sent trop bon.

J'avoue qu'en dehors de ma petite erreur d'inattention ce plat ne se rate jamais et donne un résultat généralement très savoureux. Pendant tout le repas, je me détends. Nous parlons de nos journées respectives, jusqu'au moment de nos retrouvailles. Je lui narre la conversation avec Tiffany et notre arrangement pour le lendemain, en ce qui concerne ma voiture. À la dernière bouchée avalée de mes compotes industrielles, Joey se redresse sur sa chaise.

— On va pouvoir parler un peu, suggère mon invité dans un

souffle, légèrement intimidé.

Je délaisse volontairement la vaisselle que je mets à tremper dans mon évier et propose de migrer sur mon cher clic-clac. Je pousse les coussins trop envahissants, puisque ce soir, je ne veux rien entre nous. Nous nous blottissons l'un contre l'autre, sans que nos prunelles se déconnectent. Joey prend une de mes mèches entre ses doigts et l'enroule lentement autour de son index.

— Tu ne les places pas derrière l'oreille aujourd'hui, relève-t-il, à jamais observateur.

Il le sait d'avance, je préfère malgré tout lui rappeler :

— Parce que je ne suis pas stressée.

Le baiser qui s'échoue ensuite sur mes lèvres possède un arrière-goût de pomme, délectable. Joey n'a toujours pas lâché mes cheveux quand il s'écarte et m'interroge :

— Alors, nous sommes un couple ?

Il cherche des réponses, et mettre les mots corrects sur notre relation. Je glisse mes mains sur ses jambes fléchies et ne prends aucun détour :

— Oui, un couple amoureux.

Lui apporter cette réponse me rend tellement heureuse que je sens mon corps frissonner. Je voudrais afficher un visage sérieux, mais seul un sourire immense s'expose sur celui-ci. Les yeux de mon désormais compagnon officiel me désarment. Leur intensité redouble quand il chuchote :

— Tu es si belle !

Il lâche la mèche qu'il emprisonnait jusque-là et abandonne sa main le long de ma nuque. Ses caresses descendent doucement pour atteindre la base de mon décolleté, où sa main frôle ma peau. Je frémis à cette sensation, tandis que Joey m'embrasse une nouvelle fois. En revanche, sa bouche ardente se presse un peu plus fort et ce baiser devient plus profond, toujours aussi fou, toujours plus enivrant. Ses bras m'enlacent et me ramènent tout contre lui. Depuis quand le corps de Joey est-il devenu si brûlant ? Nos souffles se mélangent avec passion, nos lèvres ne se détachent plus. Le désir qui me réchauffe m'accapare totalement, tandis que dans mon ventre se réveillent des sensations oubliées mais démultipliées. Jamais l'envie de m'abandonner à quelqu'un n'avait pris pareille ampleur, jamais je n'avais autant ressenti le besoin de me fondre en l'autre, quitte à me perdre tout entière. Le rythme erratique de mon cœur s'accélère, le sang dans mes veines pulse à vive allure. Je reprends mon souffle quand Joey recule de quelques centimètres, sans me lâcher. Il triture ses doigts, signe de l'anxiété qui le gagne.

— J'ai apporté ce qu'il faut, bredouille-t-il. C'est dans ma veste.

Son étreinte se resserre quand il poursuit, déstabilisé :

— Leslie, je crois que tu l'as compris. J'ai envie de toi. Vraiment. Ça me dévore quand j'imagine ta peau contre la mienne. Ça me rend fou. Et je n'arrive pas à maîtriser mes pensées. Et tu sais combien ça me perturbe de ne pas savoir comment réagir.

Il déglutit et soupire, partageant ses craintes :

— Si je n'étais pas à la hauteur ? Si je faisais tout foirer ? Si je n'y arrivais pas ?

Ses peurs demeurent légitimes. Une première fois reste une étape à franchir. Au début, je m'inquiétais de savoir s'il se sentait prêt ou non, mais je vois bien qu'il l'est. D'ailleurs, j'apprécie sa prévenance d'avoir acheté le nécessaire en cas de besoin. Néanmoins, sa retenue trouve sa source autre part. Croit-il qu'il va devoir faire ses preuves avec moi ? Avec tendresse, je pose ma main sur celle qui caresse mon cou et lui dévoile :

— Faire l'amour n'est pas un challenge ou une compétition où l'on marque des points. C'est un partage où on laisse aller nos désirs. En aucun cas, cela ne doit être une obligation. Je peux te guider, mais je ne veux en rien te brusquer. Si tu sens que tu as besoin de temps ou que c'est prématuré, on ira à ton rythme.

Joey secoue la tête et réfute :

— Je ne veux pas attendre, je t'aime trop.

Sa confession subite me coupe la respiration. Il m'a déjà dit je t'aime, mais à ce moment-là, je n'acceptais pas encore mes sentiments. Cette déclaration débordant d'amour me transcende et m'exhorte à lui transmettre ce que je ressens :

— Moi aussi, je t'aime. Et je t'aime tellement que je souhaite être claire. Je ne te jugerai pas, quoi que tu décides, quoi qu'on fasse.

Mon amoureux ferme les yeux et inspire profondément. Au départ, je pense que la pression se montre trop importante et qu'il va renoncer. Je me trompe. Il prend ma main gauche pour la coller contre son torse, et en dévoilant ses iris scintillants, il me confie :

— T'entendre dire que tu m'aimes me rend invincible. Mon cœur bat à tout rompre.

En effet, je sens au travers du tissu fin de sa chemise des battements rapprochés et rapides. Je frémis sous ce contact. Cependant, il ne doit pas penser qu'il est le seul à ressentir une telle émotion. C'est pourquoi je m'empresse de rétablir la vérité.

— Mon propre cœur imite le tien. Je crois que même éloignés, ils battront à l'unisson désormais.

Mon visage rougit à mesure que je continue :

— Même si ce n'est pas une découverte pour moi, ce sera la première fois avec toi. Et je t'avoue que ça me perturbe tout autant. Mais je reste persuadée qu'à nous deux on est incroyablement plus forts.

Le sourire de Joey se perd dans un visage plus grave, mais terriblement attirant lorsqu'il conclut :

— Alors, allons découvrir ce qu'ensemble nous sommes capables de faire.

À ces mots, je ne décèle plus aucune hésitation. Ainsi, nous nous dirigeons jusque dans ma chambre où bientôt nos corps nus s'entrelacent. Tout est si naturel, tout est si fluide entre nous que rien ne nous bloque. Notre étreinte se veut douce, sans gestes brusques. Lui comme moi progressons sans qu'aucun embarras ne nous freine, signe de la confiance mutuelle que nous nous portons. Nous prenons le temps, malgré l'urgence de notre désir. La peau de Joey glisse sous mes doigts qui le caressent, tandis qu'il ne cesse d'embrasser chaque parcelle de mon corps qui s'embrase un peu plus à chaque passage de ses lèvres. J'aime découvrir la finesse de sa silhouette, de la courbe de ses clavicules au moindre grain de beauté logé aux creux de ses reins. À la fusion de nos deux corps s'ajoute l'union parfaite de nos sentiments. Lorsque l'extase nous entraîne, surpuissante, explosant avec fureur, j'ai l'impression qu'elle nous emporte dans un autre monde, où plus rien n'existe hormis nous. Les secousses de l'orgasme, violentes, nous assaillent longtemps. De mon côté, le plaisir ressenti ne ressemble à rien de connu jusqu'à présent, tant il m'a envoyée loin, dans une galaxie de volupté. Mais au-delà de la sensualité éruptive entre nous, au-delà du désir assouvi, c'est une autre attitude de Joey qui résonne en écho à l'intérieur de moi. Ce sont bien ses baisers réconfortants et doux, longtemps déposés sur ma bouche après l'amour, qui m'apportent l'irrépressible conviction de me trouver dans les bras de l'homme de ma vie.

Chapitre 21

Complètement seule, j'erre dans une pièce rectangulaire assez vaste, dépouillée du moindre objet. Je piétine en son centre, me sentant prise au piège dans ce cube dont les parois luminescentes ressemblent à un aquarium géant. Impossible de voir au-delà, impossible d'imaginer un horizon à travers ces murs sans rugosités, semblables à des néons dont la lumière vitreuse s'étouffe. Pas un bruit, le silence règne dans ce lieu où je ne trouve aucun repère. Un silence anormal. Il m'hypnotise autant que je le redoute, car il annonce paradoxalement un fracas imminent. Je me retourne plusieurs fois, tourmentée par une impression dérangeante. Un frisson glacé se propage brusquement dans mon dos jusqu'au plus profond de mon échine. Je le sais, je le sens, on m'observe. Je crois entendre quelques éclats de rire qui disparaissent lorsque mon visage se dirige vers leur provenance. L'angoisse s'insinue dans mes veines, je ne peux réprimer la peur qui gagne mon cœur, entraînant des palpitations saccadées. Bien que des lumières vives s'échappent des murs lisses, une sensation oppressante se dégage de cet endroit où je manque d'air. Derrière moi, je devine des mouvements de figures fantomatiques, qui s'évanouissent quand mon regard tente de les surprendre. Je scrute dans les moindres recoins, me retournant sans cesse dans des sursauts aléatoires, elles sont malheureusement toujours plus rapides. J'intercepte seulement de fugaces envolées, dont la fuite dérobée m'empêche de les voir précisément. J'ai le sentiment de jouer à un cache-cache malsain pour lequel les règles sont d'office en ma défaveur. Je touche mon visage en sueur et l'essuie avec dégoût. Hélas, les ombres machiavéliques poursuivent leur harcèlement. Maintenant, elles s'affichent aux murs qui se rapprochent de moi lentement. Narquois, les fantômes aux silhouettes macabres, démembrés pour certains, me font des signes. Je jurerais qu'ils m'indiquent que bientôt je serai à leurs côtés, prisonnière de leur monde sombre. Pitié, tout mais pas cela. Ils m'horrifient. Je ne veux pas leur ressembler. Je ne veux plus être une marionnette prisonnière de mes ressentiments, de ces remords infernaux qui obscurcissent le monde qui m'entoure. Tout à coup, une pluie de fleurs tombe du plafond… enfin du ciel. Je ne situe pas vraiment ce qui se tient au-dessus de moi. Je ne distingue que le néant, d'une noirceur indélébile, d'où tombent maintenant des roses, des tulipes, des freesias et d'autres espèces de fleurs. Les rires des ombres monstrueuses se multiplient, certains stridents, d'autres plus graves, tous complètement sordides. Je m'accroupis, prenant ma tête entre les mains, essayant de cacher mes oreilles, en vain. Leurs ricanements parviennent jusqu'à mes tympans, et sous peu, les murs seront à moins de trois mètres de moi. Je me demande si je mourrai écrasée ou gobée par ses ombres malintentionnées. Mes yeux se posent alors sur une fleur violine qui me rappelle un souvenir. Il s'agit d'une anémone. Mon front se ride en la voyant. Sans réussir à mettre un quelconque mot sur les sentiments qui m'envahissent, je déplore mon manque de courage. Les ombres croient déjà avoir gagné, je ne me bats pas. Je vais devenir leur victime sans même combattre, et ce constat amer m'énerve. J'ai peur, j'ai toujours si peur. Je dois réagir ou je tomberai définitivement, assaillie par ces fantômes sans pitié. Cela m'horripile tellement que je saisis une rose dont les épines saillantes ornent une tige plutôt longue. Et soudain, je me redresse et ose affronter leurs mimiques effrayantes. Prise d'une envie de rébellion folle, je me jette contre le mur en face de moi et tape la fleur épineuse contre la première silhouette ténébreuse qui passe. Celle-ci s'envole littéralement, anéantie par mon arme. Je me sens plus forte. Je deviens plus téméraire et réitère l'opération. La bataille se poursuit, les ombres couinant sous mes frappes végétales. Plus qu'une et je les aurai toutes éliminées. Cette dernière sautille dans tous les recoins des murs de ma cage et disparaît comme les autres lorsque la tulipe que je lui lance frappe son épaule droite. Je crois m'en sortir, mais aussitôt l'aquarium qui m'emprisonne s'éteint. Me voilà au point de départ, sauf que le décor lumineux s'est totalement volatilisé. Le néant m'entoure. L'obscurité m'englobe, lourde et accablante. Je ne suis rien face à cette masse impalpable qui grignote chaque espace. Suis-je donc condamnée à errer dans cette éternité lugubre, pour finir aspirée par cette étendue sans lumière, que seul mon corps renvoie encore ? J'observe mes poings qui se serrent devant mon visage. Oui, je les vois bien, comme le reste de ma silhouette. Cette lumière provient bien de moi. Je lève soudain les yeux vers l'horizon opaque quand je réalise l'évidence. Je suis la flamme d'une bougie dans une nuit obscure.

Oppressée, je sursaute. Immédiatement, mes yeux s'ouvrent et je m'assois, prenant conscience du rêve dont je viens de m'extirper.

— Leslie ? s'écrie Joey en m'imitant dans le lit. Tout va bien ?

Mon cœur pulse tellement vite que je mets quelques secondes avant de lui répondre que je vais bien, qu'il ne s'agit que d'un cauchemar. Il est 6 h 27 précisément. Dans la pénombre de ma chambre, les bras de Joey m'entourent, tandis que je me recouche contre lui. Comment puis-je faire un tel rêve horrible après une nuit si belle ? Un songe tellement réaliste que mon épiderme frémit encore.

— Raconte-moi, supplie mon amoureux.

— Il est tôt. Tu ne veux pas essayer de te rendormir ?

Joey s'enquiert de l'heure et réfute. À sept heures, il devra se lever pour retourner chez lui. Ce matin, il s'occupe de l'ouverture du magasin et doit donc rentrer se changer avant.

— Je veux savoir, insiste-t-il en allumant la lampe de chevet. Tu as gémi pendant quelques secondes avant de te réveiller. Tu as mal quelque part ?

Sa question me ramène à mon cauchemar, bien que mes yeux papillonnent sous la lumière envahissant la pièce.

— Non, le rassuré-je, j'ai juste fait un très mauvais rêve.

Alors que je me blottis contre son torse qui se soulève à un rythme régulier, les ombres que je lui narre perdent de leur monstruosité. Je lui conte ainsi mon cauchemar, illustrant certains événements par des gestes malhabiles. Je termine mon histoire en notant :

— C'est rare que je me souvienne d'autant de détails. J'avais vraiment l'impression de vivre cet enfer, de ressentir la peur au plus profond de moi.

Je transpire légèrement et cette désagréable sensation m'embarrasse. Cependant, je me concentre sur le scénario de mon rêve et mets l'accent sur un élément :

— Les fleurs ! Joey, elles te symbolisent. Grâce à toi, j'ai pu vaincre ces monstres.

Je lève mon visage vers lui qui semble plongé dans une

profonde réflexion. Son regard se perd dans un vide que lui seul perçoit, comme s'il essayait de déchiffrer une série de codes tous plus compliqués les uns que les autres.

— Tu ne remarques rien d'autre ? m'interroge-t-il en revenant à la réalité et en m'observant, songeur.

Comme je m'abstiens de tout commentaire, il répète en reprenant mes propres mots :

— À la fin, tu m'as bien dit que la seule lumière visible venait de toi ?

J'approuve, en battant des cils. Je ne vois pas ce qu'il cherche à me faire comprendre. Je me sentais seule, perdue au fond d'un trou noir incapable de s'illuminer. Joey se tourne sur le flanc gauche pour me faire face.

— Tu ne comprends pas que la clé pour neutraliser les ombres, ce n'est pas tant les fleurs, c'est d'abord toi ? Tu es toi-même la personne pouvant te sortir des ténèbres.

Je ne conçois pas cette conclusion. Joey a beau être hyper intelligent et connecter la majeure partie des éléments entre eux, je pense que son interprétation est trop belle pour être vraie. Affectueusement, il dépose un baiser sur mon front et murmure :

— Tu es forte. Tu as toutes les clés en toi.

Je pince mes lèvres et regrette que toute mon histoire ne soit pas aussi simple.

— Je crois surtout, théorisé-je, que j'avais besoin d'aide. Tu es le moteur qui m'a permis d'avancer. Sans toi, je serais restée à stagner, dévorée à petit feu...

Tout à coup, Joey s'empare de mes poignets et me promet :

— Leslie, je te jure de retirer toutes tes peurs.

La solennité qui se dessine dans son regard me touche énormément. Même s'il ne peut effacer mes blessures, les cicatrices deviennent moins prononcées grâce à lui. Je veux lui rétorquer que son amour fait déjà des miracles, quand son réveil sonne. L'heure de la première séparation après notre nuit d'amour est arrivée. Lorsque Joey m'embrasse, laissant geindre la sonnerie provenant de son portable, me revient en mémoire la douceur de notre étreinte. J'aimerais prolonger ce moment et retrouver ces sensations incroyables, seulement, mon compagnon doit partir. Je le regarde se lever, éteindre le rappel de son téléphone, enclenché automatiquement, et je m'émerveille devant son corps qui m'a enlacée toute la nuit. Joey est irrésistible, comment n'ai-je pas pu craquer avant ? Je me lève à mon tour et enroule mes bras autour de sa taille. Je crois devenir avide de lui quand je lui demande :

— On se voit ce soir ?

— Chez moi cette fois-ci ? embraye aussitôt Joey.

J'acquiesce et je suis reconnaissante que le débat, si tant est qu'il y en ait un, tienne sur le lieu de notre rendez-vous plutôt que sur nos potentielles retrouvailles. Mais au baiser que Joey me donne, je comprends que lui aussi n'envisage pas sa soirée loin de moi. Je lui rappelle que je rentre avec Tiffany, qu'elle me ramènera du travail avec ma voiture, avant que, trop vite à mon goût, il n'amorce son départ. Au moment de me quitter, il se retourne une dernière fois dans mon couloir où, soudainement, il prend ma tête entre ses mains.

— Ce soir, me déclare-t-il à nouveau, tu auras une peur en moins.

Je lui souris. Il veut me faire comprendre que je n'ai pas à craindre notre avenir. Que notre aventure à deux commence et n'est pas près de s'arrêter. Du moins, je l'interprète ainsi. Sa réflexion me galvanise. Avec un entrain non feint, je prends plaisir à me préparer pour la journée qui s'annonce. Lorsque sous la douche je frotte le savon sur ma peau, celle-ci frémit au souvenir de la nuit précédente. Il y a quelques heures, c'étaient les doigts de Joey qui m'effleuraient et caressaient mon corps avec envie. À l'inverse de nos inquiétudes, notre intimité physique n'avait rencontré aucune difficulté, renforçant l'idée que Joey et moi étions liés par une destinée commune. L'amour qui nous relie semble plus fort que nos différentes faiblesses, et bien que je n'aime pas les idées préconçues sur la providence, je ne peux m'empêcher de remercier secrètement le ciel d'avoir mis sur ma route ce garçon si particulier. J'ose même rêver que cela fonctionne justement parce que c'est nous… que nos personnalités atypiques et blessées ont su s'apprivoiser là où d'autres n'auraient pas cherché à tenter le moindre effort. Je me perds dans cette réflexion, à la fois heureuse et insouciante. Il y a longtemps que mon esprit n'avait pas navigué dans un terrain si paisible. Pile à l'heure, Tiffany arrive sur mon parking tandis que je l'attends dans cet état de béatitude. Ma collègue, enthousiaste comme à son habitude, sort de sa voiture en agitant les bras. Sa bonne humeur se traduit toujours par des gestes expressifs, amples et vifs. Je lui désigne mon carrosse endormi en lui expliquant que je ne le conduis plus depuis un moment. Elle ne me pose pas de questions embarrassantes et s'intéresse plutôt à en faire le tour, me félicitant pour son entretien. J'avoue, même si je ne l'utilisais plus, je la nettoyais régulièrement. Je ne voulais pas qu'on la croie épave ou volée et qu'on me la retire du parking. Cela s'avérait tout bonnement impossible.

— Elle est jolie, complimente Tiffany, admirative devant l'allure tout en rondeurs de la carrosserie et sa couleur violette si peu courante.

— Maintenant, lui dis-je en lui tendant les clés, à voir si la conduire te plaît.

Le premier exercice de ma collègue est d'échanger les voitures de place. Elle gare donc la sienne sur mon emplacement, pour qu'enfin nous puissions partir au travail. Tout de suite, Tiffany prend confiance. Elle note la fluidité des pédales et la souplesse du volant. Je crois que sa décision est déjà prise lorsque nous atteignons notre destination, mais je l'encourage à y réfléchir tout de même jusqu'à ce soir. Après avoir vu son clin d'œil complice, je prends la direction du laboratoire, alors qu'elle migre côté distribution. La matinée défile vite avec les différents examens à réaliser en urgence pour une patiente qui accouche. Puis vient l'heure du déjeuner où Tiffany me rejoint. Peut-être que cette transaction inopinée nous rapproche car, pendant tout le repas, ma collègue ne cesse de me parler, me racontant l'adoption de son deuxième chat. Elle en profite également pour me demander si j'ai trouvé un foyer pour le berger polonais de plaine dont je vantais les qualités par mail il y a environ deux semaines maintenant.

— Hélas non, je déclare, contrite. Je crains que nous n'ayons bientôt plus le choix et que nous devions le confier à la SPA.

Tiffany se désole. Elle adore les animaux. Elle ne peut cependant s'engager à le prendre. Son premier chat ne supporte pas les chiens. Malgré cela, je ne désespère pas. Voir que mon message a été lu et entendu me redonne espoir. À la fin du repas débarquent nos collègues du soir. Cathy, une piquante sexagénaire proche de la retraite, entre dans la salle en maugréant. Sa moue renfrognée ne colle pas à sa personnalité d'habitude très calme, mais enjouée. Admirative des médecines parallèles, aimant les sciences divinatoires, elle s'alarme. Expansive, elle alerte l'ensemble des techniciens ici présents :

— Ça va être une journée cata !

Nous cherchons à comprendre pourquoi une telle prémonition morose quand elle nous annonce :

— Mon horoscope m'a prédit que je vais perdre ce que j'ai de plus cher.

À ses paroles qui se veulent un peu fantasques, je ne réagis pas, tandis que d'autres rigolent. Soudain, Cathy me pointe et prend un malin plaisir à me rappeler un détail :

— Toi aussi, Leslie, tu es née au mois de mars. Attention à toi !

Son avertissement aurait pu être risible, pourtant, lorsqu'elle me désigne, je me fige. Je pense immédiatement à Joey, ce qui me rend tout à coup très mal à l'aise.

— Allons, tempère Tiffany en voyant mon visage se transformer. Ne crois pas toutes ces bêtises. Tu connais Cathy.

J'inspire profondément plusieurs fois d'affilée pour calmer mon cœur qui s'emporte. Elle a raison : je ne vois pas pourquoi je perdrais Joey. Ce soir, comme convenu, nous nous retrouverons et je me loverai contre lui et sa chaleur si réconfortante. À la fin de notre pause, je retourne au laboratoire avec un poids qui pèse sur mes épaules. Cathy a réussi à semer le doute dans mon esprit. Heureusement, l'activité dense de l'après-midi me permet de chasser ces pensées nébuleuses. L'absence de routine aide à repousser les idées noires. À partir de 17 h 30, mes dossiers sont à jour et je ne laisse rien à Cathy. Seulement, vers 17 h 45, mon portable sonne. Lorsque je vois le numéro de Joey, je m'interroge sur la raison d'un tel appel, d'autant plus que dans une heure environ, nous sommes censés nous retrouver.

— Allô, décroché-je, intriguée.

Mais aucune réponse. Je répète, parlant plus fort dans le micro :

— Joey ? Tu es là ?

Tout à coup sa voix répond :

— Leslie… je… Trapadoux…

Je ne comprends absolument rien. Le réseau coupe toutes les deux secondes, comme si mon homme se situait dans une zone « blanche » ou dans un tunnel.

— Ça va ? le questionné-je davantage, inquiète.

Quelque chose cloche. Sa voix semble déformée, lointaine. Éraillée, elle révèle subitement :

— Je suis chez Trapadoux, ton ogre. Ce n'est pas… danger.

Mon sang se glace aussitôt. Terrorisée, je m'écrie, les mots brûlant ma gorge :

— Tu es à la maison hantée ?

J'entends un faible « oui », puis plus rien. Pendant un instant, je regarde, hébétée, mon écran noir, peinant à comprendre qu'il a raccroché. Je tente de le recontacter, malheureusement son répondeur reste mon seul interlocuteur. Je peste sous les yeux de Cathy qui, non diplomate, m'assène :

— Je te l'ai dit.

Je la fusille du regard et l'abandonne sans la saluer. Je file au vestiaire et attrape mon sac, en laissant ma veste, trop pressée. Tout mon corps tressaille sous la panique. J'oublie de badger, ne vérifiant même pas l'heure. Je comblerai mes minutes manquantes grâce à mes heures supplémentaires. Je tremble en sortant du bâtiment. J'oublie tout le reste, Tiffany, mes autres collègues, ne pensant qu'à Joey. Qu'est-ce qu'il lui a pris d'aller chez l'ogre ? Me reviennent en tête ses paroles du matin. Quand il parlait de m'enlever toutes mes peurs, entendait-il demander des comptes à l'homme mystérieux qui me harcèle ? Mes poings se ferment de manière incontrôlable, cette situation m'horrifiant. Il s'est jeté dans l'antre d'un fou. Pour moi. L'histoire se répète. Lors de l'accident, c'était aussi ma faute, parce que, capricieuse, je voulais faire les boutiques. Des larmes tentent de franchir le seuil de mes paupières lorsque j'imagine le pire. Joey joue sa vie. Je fais face à ma voiture, celle-ci paraissant me narguer dans son immobilité. J'avance d'un pas, puis un autre, puis cours vers elle. S'il reste un espoir pour que je sauve Joey, je dois le saisir. Je donnerais ma vie pour sauver la sienne. Alors je grimpe dans ma voiture côté conducteur et démarre.

Chapitre 22

Je ne réfléchis plus. Je n'ai pas le temps. À peine ai-je mis le contact que je sens la voiture trembler sous mes doigts. Le moteur ronronne quand j'appuie sur la pédale d'embrayage, puis celle de l'accélérateur. En baissant le frein à main, elle démarre vite. Je me fiche des à-coups que je provoque, certainement dus à ma prise en main chaotique. L'essentiel réside ailleurs. Je dois avancer, rouler, coûte que coûte, même si conduire est difficile. Joey est en danger. Je ne l'abandonnerai pas. J'ai bien en tête les règles de circulation, je garde trop en mémoire mes heures de code pour les avoir déjà oubliées. Par miracle, ce lundi soir à dix-huit heures, j'évite le plus gros du trafic. Je n'affronte aucun embouteillage tandis que mes réflexes de conductrice reviennent peu à peu. Bien que j'inspecte régulièrement mes rétroviseurs, je ne fais que penser à mon avenir qui se joue au bout de cette route, je le sais. Si ce psychopathe ose faire du mal à Joey, je ne m'en remettrai pas.

— Allez, bouge-toi, râlé-je à chaque feu rouge que je croise.

Enfin, après de longues minutes où j'ai l'impression de conduire le pied vissé sur l'accélérateur, je parviens dans la rue de la maison hantée. Mes pneus crissent quand je freine énergiquement devant la bâtisse toujours plus lugubre. Par-delà l'habitacle, j'observe le jardin vide. Personne à l'horizon. Je saisis mon sac pour attraper mon portable. Mes doigts plongent et retournent l'ensemble de mes affaires sans dénicher mon précieux partenaire technologique.

— C'est pas vrai ! me maudis-je.

J'enrage, criant toutes les insanités que je connais. Je peste en me revoyant poser mon téléphone dans mon vestiaire et oublier de le récupérer. Quelle idiote ! Mes mains tremblent férocement. Au volant, canalisées, elles ne tressautaient pas du tout. Maintenant, elles se retrouvent agitées de secousses incoercibles. Je sors de la voiture sans que personne déambule dans le quartier. Pas étonnant, vu l'ambiance qui pèse dans cette rue avec cette maison sordide. Je me tâte à sonner chez les voisins pour les implorer d'appeler la police, mais les volets fermés freinent mes ambitions.

— Bordel, il n'y a personne ici ? m'époumoné-je en tapant du pied sur le goudron.

Je n'ai aucun autre choix. Joey doit se trouver là, à l'intérieur. Je ne peux me permettre d'attendre un quelconque renfort extérieur. Je vais devoir me débrouiller seule. Je rouvre ma voiture à la recherche de quelque chose qui pourrait m'aider. L'unique « arme » disponible qui se présente à mes yeux est la raclette de mon pare-brise. Je l'empoigne et m'y raccroche fermement, même si je sais qu'elle ne fera pas le poids face à n'importe quel couteau. Je pénètre sur le terrain dont l'herbe foisonne. Des cagettes de bois siègent un peu partout en décoration étrange et superflue, sur les vestiges de ce qui devait être une belle pelouse. J'approche de la porte quand je m'aperçois qu'elle est ouverte. Un espace infime laisse entrevoir quelques traits de lumière, signe qu'il y a bien quelqu'un dans l'habitation.

— Joey ? crié-je en espérant une réponse de sa part.

Mais rien. Aucun son ne traverse le seuil de la porte. Tout en poussant légèrement cette dernière, j'avale ma salive. Je repense à la prédiction de Cathy. La peur de la voir se réaliser gagne du terrain. Je déteste par-dessus tout ces présages horribles qui sèment tant de doutes et exhortent les craintes les plus intimes. Si l'extérieur de la maison apparaissait glauque, tombant en ruine, j'atterris dans une entrée cosy. À ma droite, des escaliers grimpent directement à l'étage, et en face de moi, un couloir conduit à une pièce illuminée, tout au fond. Laissant la porte ouverte derrière moi, comme pour me garantir une possibilité de fuite, j'avance en appelant une nouvelle fois :

— Joey ? Tu es là ?

Toujours aucune réponse. Ce silence traduit une absence de vie dans la maison. Soudain, j'entends des bruits sourds et répétitifs. Je m'arrête un instant pour deviner d'où ils proviennent, quand je comprends qu'il s'agit de mon propre cœur, qui ralentit sous la tension qui grimpe en moi et s'agrippe à mes entrailles. Mes tremblements redoublent, ma raclette oscille dangereusement entre mes doigts qui ne se maîtrisent plus. Je ne peux concevoir de perdre Joey, à moins d'être la victime d'une malédiction. Je me remets à avancer et mes pas s'enchaînent jusqu'à atteindre un salon plutôt ordonné.

— Rien à voir avec dehors, ne puis-je réprimer dans un murmure.

Rien ne s'accorde entre l'aspect extérieur et l'aménagement intérieur. Si le jardin et la façade de la maison sortent tout droit d'un film d'épouvante, la décoration du salon ne renvoie pas du tout cette image. Loin de celle terrifiante que j'imaginais, je ne découvre ici aucun cadavre sur le sol ni aucune trace de boucherie sanglante. Certes, un manque de modernité habite ce lieu, figé dans le passé. Malgré cette impression plus rassurante, l'absence du moindre bruit réveille ma panique. Ma respiration jusque-là rapide ralentit, devenant presque imperceptible. Je déambule, passant le seuil de cette pièce, quand je remarque une porte-fenêtre sur le côté gauche, ouvrant sur un jardinet invisible depuis la rue. Je m'approche lentement, lorsque tout à coup, j'arrive à capter un échange de voix. Mon ventre se soulève quand je crois reconnaître celle de l'homme que j'aime. Je ne raisonne plus, je bondis, me précipitant vers l'accès donnant sur l'extérieur. Je crie en levant ma raclette en l'air lorsque je me fige telle une statue, voyant Joey confortablement installé sur une chaise en ferraille verte, face à « l'ogre » qui boit un thé, au vu de sa tasse où trempe un petit sachet translucide. La raideur habituelle de mes muscles n'existe plus, tant je tremble de tous mes membres. Mes genoux s'entrechoquent sous le flageolement de mes jambes. Elles s'apprêtent à fléchir quand Joey se précipite vers moi et m'enlace de toutes ses forces. Je lâche mon arme de substitution en respirant son odeur florale. Son métier s'inscrit au creux même de sa peau. Je viens de m'en rendre compte. Par-delà son câlin, j'entends des miaulements répétés, puis un frôlement contre mes mollets me surprend. Je baisse le regard pour observer un vieux matou beige et blanc qui vient s'enrouler autour de mes jambes en miaulant une espèce de complainte interminable. Tout à coup, la bête sautille vers une masse qui arrive doucement. Je lève le visage et vois l'ogre venir vers nous. Par réflexe, je veux reculer, me terrant dans les bras de Joey qui, soudainement, me fait front :

— Tout va bien, Leslie. Tu ne risques rien. Tu te trompes, M. Trapadoux ne te veut absolument aucun mal.

M. Trapadoux ? C'est donc ainsi que se nomme l'ogre ? En y repensant, il s'agit du nom que Joey m'a donné au téléphone tout à l'heure. Mon compagnon démystifie les croyances basées sur les « on-dit » :

— Les rumeurs qui courent sur lui sont complètement fausses. Rien que pour les chats, par exemple. Il ne les enlève pas, il les récupère pour les emmener au refuge. Il adore véritablement les animaux. Son rêve est même d'avoir un chien.

Joey serre ma main dans la sienne et défend celui que je croyais être mon ennemi.

— Comme pour moi, donne-lui une chance. Regarde au-delà des apparences.

Tout se mélange en moi tandis que je dévisage successivement mon amoureux et le propriétaire de la maison. Je ne parviens pas à me détendre, trop nerveuse. Je m'étrangle à moitié lorsque je souffle à mon homme :

— Tu avais l'air en danger pendant ton appel. J'ai eu la trouille de ma vie ! Tu ne te rends pas compte.

Je suis presque énervée contre lui. Mon humeur alterne entre des sentiments contradictoires sur lesquels je n'arrive pas à me positionner. Bien sûr que je respire de soulagement de le voir en sécurité, sans aucune blessure, mais je m'agace sur le risque qu'il a pris. Toutefois, Joey reprend, d'un ton rasséréné pour me calmer :

— Je vais bien. Ne t'inquiète pas. J'avais du mal à capter le réseau, c'est tout. Par contre, tu devrais l'écouter.

M. Trapadoux a plusieurs choses importantes à te dire. Il cherche depuis longtemps à te parler.

Conciliante malgré mes appréhensions, je décide de faire confiance à celui qui a volé mon cœur. Si Joey ne le craint pas, je dois écouter son conseil. Je me retourne vers ledit Trapadoux qui m'observe à quelques mètres, n'osant venir plus près de moi. Il n'a pas changé physiquement par rapport à la fois où il m'a attrapée par les épaules. Toujours les mêmes lunettes épaisses, un visage pas forcément gracieux, usé par le temps. Comme sur l'écorce d'un vieil arbre, des rides parsèment sa peau à l'allure d'un vieux parchemin. En revanche, son attitude se révèle totalement différente. Quand il y a quelques mois, son contact intrusif m'apparaissait agressif, sa timidité d'aujourd'hui, m'étonne. Je ne saisis pas. Pourquoi cet homme voulait tellement m'approcher, le rendant fou et suspect à mes yeux, s'il reste tout en retrait désormais ? Pour effacer quelques larmes naissantes, le grand-père retire ses lunettes. Ses traits sont plus doux sans ses loupes sur les yeux. Il sort ensuite un mouchoir de sa poche pour essuyer ses joues humides. Cette pièce en tissu aux motifs carrés ressemble à ceux de mes grands-parents. À cette donnée, et en le voyant si désemparé, je me sens un peu bête de l'avoir tant craint. Il me paraît désormais plus vulnérable que dangereux, plus abîmé que menaçant. Mais pourquoi pleure-t-il autant devant moi ? Comme l'émotion ne le quitte pas, Joey s'enhardit à expliquer :

— M. Trapadoux est le mari de la femme que tu as secourue il y a un an. Enfin, le veuf…

Un hoquet sort de ma bouche sans que je puisse le retenir. La surprise est telle que j'oublie de respirer pendant plusieurs secondes. Estomaquée, ne m'attendant pas à pareille révélation, je ne trouve aucun mot à prononcer. Le vieil homme, lui, parvient à reprendre contenance et amorce un pas vers moi.

— Désolé, s'excuse-t-il, je n'ai jamais voulu vous effrayer. Votre ami m'a dit combien je vous ai fait peur.

La tonalité rauque qui sort de sa bouche sonne comme un écho caverneux. Et lorsqu'il se mouche et retient un sanglot, celui-ci me rappelle l'espèce de cri qui m'a tant tétanisée lors de notre dernière rencontre. Cependant, je découvre maintenant sa cause. Il ne s'agit pas d'une suffocation de monstre, mais bel et bien de l'expression de son chagrin.

— Ce n'était absolument pas voulu, s'exprime-t-il en reniflant. Je voulais, en fait, vous remercier.

Ses yeux baignés de larmes touchent mon cœur, tout endolori devant la peine qui s'affiche sur son visage. D'après ce que Joey m'a annoncé à mon arrivée, M. Trapadoux est veuf. Je n'ai donc finalement pas pu sauver sa femme, même si le rythme cardiaque de la vieille dame était reparti dans l'ambulance. Quel courage doit-il avoir pour me remercier alors que la finalité est malheureusement funeste ! Avec regret, je m'empresse de lui présenter mes condoléances :

— Je suis désolée, monsieur. J'aurais voulu faire mieux.

Aussitôt, le vieil homme se précipite vers moi et saisit mes poignets.

— Non, mademoiselle, s'exclame-t-il, vous l'avez sauvée !

Je ne comprends pas, alors il narre la suite des événements que j'ignore :

— Grâce à vous, son cœur est bien reparti. Elle a succombé à une deuxième attaque une semaine après, tandis qu'elle était toujours à l'hôpital. Mais grâce à vous, grâce à vos soins, j'ai pu profiter d'elle encore quelques jours.

Les mots se brisent dans sa gorge enrouée, alors que mon cœur s'effrite. L'émotion me submerge complètement à mon tour, quand il assène finalement :

— Sans votre intervention, je n'aurais pas pu lui dire l'essentiel avant qu'elle parte. Grâce à vous, j'ai pu lui dire combien je l'aimais.

Son aveu me bouleverse. Je suffoque. La douleur qui transparaît dans ses mots s'évertue à ronger mon âme. Mon esprit se déchire sous un tourbillon de sentiments contradictoires. Je n'oublie pas. Je ne dois pas oublier et décrocher le beau rôle. Je ne suis pas ce qu'il croit. Tout à coup, Joey caresse ma joue et conclut :

— Tu vois, Leslie, je te l'ai dit. Tu es une superhéroïne.

C'en est trop. Sa remarque fait vriller mon cerveau. En une seconde, tout vacille et je hurle :

— Non !

Chapitre 23

D'un geste brusque, je me libère de l'emprise du vieil homme, pourtant affectueuse. Abasourdi, il me lâche, me laissant à ma fuite. Je les abandonne, lui et Joey, pour retraverser à contresens la maison en courant. La liberté illusoire se tient là, derrière la porte d'entrée toujours ouverte. Je me mords la langue sous le constat de ma soi-disant renaissance. En réalité, j'ai à peine changé. Je traînerai éternellement mon fardeau, quoi qu'il se passe. Je ne peux accepter ce piédestal sur lequel on me met, je ne le mérite pas. Me prennent-ils vraiment pour un exemple, pour quelqu'un de si formidable ? Leurs compliments, qui devraient me toucher, m'infligent plutôt un profond dégoût de moi-même. Je suis coupable. Je ne suis pas une héroïne, au contraire. J'atterris dans le jardin quand soudain une main attrape mon bras. Dans ma précipitation, avec le contrecoup, je manque de tomber, cependant un corps puissant me retient et me ramène à lui.

— Où vas-tu ? s'époumone Joey, fébrile, m'ayant rattrapée.

Je voudrais me raccrocher à lui, me serrer dans ses bras, et m'abandonner à ses caresses, mais la colère qui s'empare de moi supplante mes besoins de douceur.

— Je rentre chez moi. Je ne peux pas rester là, le préviens-je en m'écartant de lui.

La poigne de Joey s'agrippe plus à moi, comme s'il avait peur de mon départ.

— Explique-moi, insiste-t-il. Je ne comprends pas.

Ses yeux me dévisagent, m'analysent encore. Il a su percer quasi toutes mes failles, cherche-t-il à briser mon dernier secret ? Résister. Résister avant de tout lui avouer et le décevoir. Il verra ma vraie nature, vulnérable mais condamnable. La pression de ses doigts se relâche, sans que ses yeux me quittent. Prise au piège de ses iris mordorés, je ne parviens plus à amorcer le moindre mouvement de recul. L'incompréhension se lit dans ses prunelles qui me dévorent, scrutant mes réactions. Ses sourcils se froncent, marquant son inquiétude. Je l'aime. Je l'aime tant que je sens mes fêlures se fragmenter. Mon âme rêve de légèreté, elle choisit, hélas, de décharger sa colère.

— C'est un coup monté ? l'interpellé-je brutalement.

— De quoi tu parles ? Qu'est-ce qui se passe, enfin ? s'évertue-t-il à me demander, complètement déboussolé.

Perdue, totalement aux abois, je ne réalise pas combien la franchise s'implante dans sa voix. Je réponds immédiatement par une autre question :

— Comment m'a-t-il reconnue ?

Joey essaye de poser ses mains sur mes épaules. Je l'esquive en le sommant de me dire la vérité.

— Il t'a vue, Leslie ! Il a été prévenu par les pompiers. Il était là quand ceux-ci ont emmené sa femme. Il voulait venir te voir, mais l'ambulance devait partir en urgence. Tout comme moi, il n'a pas oublié le visage de la personne qui a sauvé la femme qu'il aime. Comment le pourrait-il ?

— Comment sais-tu tout cela ? dis-je exaspérée et essoufflée.

Mon compagnon ouvre ses bras, les paumes vers le ciel en soutenant l'évidence :

— Nous avons parlé un bon moment avant que tu n'arrives. Il était triste de n'avoir jamais pu te remercier, et encore plus de savoir qu'il t'effrayait. Il avait bien conscience de t'avoir fait peur la dernière fois. C'est pourquoi il te guettait de loin, après.

Il baisse ses bras et montre l'habitation à l'abandon.

— Il sait que, depuis la mort de sa femme, des rumeurs courent dans son dos. Principalement à cause de l'état de sa maison qui se détériore, au fil du temps. Avant ce tragique événement, leur « chez-eux » commençait sérieusement à vieillir, mais les réparations étaient coûteuses. Puis, lorsqu'elle est décédée, il n'a plus du tout envisagé d'y toucher. Tu comprends, ce lieu, c'est une sorte de mémorial. Il tient à le préserver intact en souvenir de sa défunte épouse.

Je secoue la tête, serrant les dents. Et moi, je ne l'ai même pas reconnu. Je n'ai décelé dans cet homme que le danger qu'il représentait. Je n'aurais jamais pu envisager qu'il puisse avoir un quelconque lien avec ma tentative de massage cardiaque sur cette pauvre dame. Soudain, un doute m'envahit.

— Tu le savais ?

Joey sursaute à mon interrogation accusatrice.

— Attends, qu'est-ce que tu insinues ?

— Tu n'oublies rien, pointé-je. Tu l'avais vu ce fameux jour ?

— Oui, c'est vrai, nuance-t-il sans mentir. Mais je n'ai jamais vu « l'ogre » dont tu me parlais. Je n'ai fait le lien que tout à l'heure quand j'ai sonné chez lui et quand il m'a ouvert sa porte. C'est à ce moment-là que je t'ai appelée.

Cherchant à le blâmer, je m'agace :

— Pourquoi as-tu eu besoin de prendre de tels risques ? Par chance, il ne t'est rien arrivé de mal. Mais imagine si cet homme avait été véritablement dangereux ! Je t'avais imploré de rester éloigné de lui.

La colère acerbe qui serpente en moi se referme autour de mon cœur, l'aveuglant. Ma cage thoracique se comprime, quand soudain, pour la première fois, Joey élève la voix :

— Je te l'ai dit. Pour t'enlever ces peurs qui te collent à la peau.

Il s'approche pour rétrécir l'espace qui nous sépare. Il prend ma tête entre ses mains, d'où je n'ai plus le courage de m'extraire. Plus calmement, il raisonne :

— Pour ôter ce qui te bouffe de la sorte.

Son visage n'est qu'à quelques centimètres du mien quand il murmure :

— De tout ce que je connais de toi, c'est ton altruisme et ta générosité que je préfère. Pourquoi refuses-tu d'admettre que tu fais du bien aux autres ?

— Parce que ce n'est pas vrai, réfuté-je, opiniâtre.

— Pourquoi ? persiste-t-il en figeant ses prunelles dans les miennes.

Ma mâchoire si crispée se relâche tout à coup et laisse échapper mon ultime secret :

— Parce que c'est moi qui conduisais !

Les yeux de mon amoureux s'écarquillent, tandis que les mots qui se terraient jusqu'à présent dans ma gorge explosent dans un monologue libérateur :

— C'est moi qui étais au volant de la voiture de ma mère. Moi qui ai insisté pour aller faire les boutiques, suppliant Maman de m'accompagner. C'est moi qui n'ai pas su contrôler le véhicule quand ce chien nous est passé devant.

Les larmes coulent sur mon visage sans me perturber outre mesure. J'ai tellement pleuré, j'ai tellement regretté cette journée que j'en ai l'habitude. Je croyais avoir tari il y a bien longtemps la source de ces larmes, mais Joey a été celui qui, il y a quelques jours, a ranimé ce mécanisme qui me semblait épuisé par toute ma culpabilité. Avec mélancolie, je continue :

— Tout est de ma faute, et je n'ai rien eu. Tu t'en rends compte ?

Les mains de Joey se resserrent sur ma peau, alors qu'avec attention il m'écoute.

— J'ai gâché la vie de ma mère. J'ai détruit ses rêves, sa carrière. Et après, tu voudrais que j'accepte le « beau rôle ». Que je me croie sauveuse. Alors que je sais pertinemment que je peux faire du mal aux gens que j'aime.

Je ferme mes paupières, sonnée par l'aveu qui vient de franchir mes lèvres. D'un ton saccadé, je regrette :

— Et maintenant, tu vois le monstre que je suis, derrière ces fausses apparences. Tu ne vas plus vouloir de moi.

Je sens les mains de Joey me lâcher. Je baisse la tête, consciente de ce que je viens de perdre, quand tout à coup ses bras m'emprisonnent et m'enlacent tendrement.

— Tout ce poids sur tes épaules, mon amour… décharge-le.

Mon errance dans la culpabilité aimerait tant prendre fin. Je voudrais tellement que tout soit aussi facile qu'il le dit.

— Ce n'est pas si simple. Je ne peux me voiler la face.

Son corps se serre contre le mien, alors que posément il argumente :

— Ce ne sont pas nos erreurs qui nous définissent, Leslie. En l'occurrence, encore moins les accidents dont on ne peut maîtriser les conséquences.

Joey sent mes muscles se raidir et l'envie de le contredire. Il ne m'en laisse néanmoins pas l'occasion.

— Tu te crois coupable, car tu voulais faire les boutiques avec ta mère ? Parce que tu voulais juste partager un bon moment avec elle ? Et parce que tu conduisais ? Sais-tu que même si ça avait été ta maman au volant, cela n'aurait probablement rien changé ?

Ses paroles entrent en moi et me forcent à réfléchir. Peut-être que non. Peut-être que si, à l'inverse. Et j'aurais été blessée à la place de Maman. Mais mon cœur rate une mesure quand j'imagine la torture psychique qu'elle aurait endurée, la même que je vis depuis quatre ans. Je mettais sa douleur physique au-delà de la mienne, la rendant plus importante. Mais aurais-je réellement voulu qu'elle garde en elle les mêmes sentiments de regrets, cette culpabilité qui me ronge chaque jour en devenant celle qui a gâché la vie de sa fille ? Peut-être que nos deux places ne sont pas plus enviables l'une que l'autre, finalement ? Avec délicatesse, mon compagnon caresse mes cheveux tout en poursuivant son discours :

— Je crois, pour l'avoir vue, que ta maman t'aime plus que tout. Et que sa peine n'est pas tant sur elle et sur sa nouvelle vie transformée. Simplement, cela ne doit pas être facile pour elle d'être la cause de tant de tristesse chez sa fille.

Je me recule légèrement en posant une de mes mains sur ma bouche. Que devait-elle penser à me voir si désespérée face à elle ? Les mots de Joey se veulent d'une justesse telle que je réalise la pression qu'involontairement je fais peser sur les épaules de ma mère. À cause de mon comportement, elle porte le double poids de cette injustice qui nous a changées toutes les deux.

— Ma belle, reprend Joey, on se définit par nos actes. Or, que fais-tu chaque jour à ton travail ? As-tu conscience du nombre de vies que tu sauves grâce à ton métier ? Sais-tu le nombre d'opportunités que tu laisses à des gens comme M. Trapadoux de pouvoir partager encore des mots d'amour, des instants précieux avec leurs proches ?

Mes sourcils s'arquent dans un mouvement de surprise, à mesure qu'il énonce la suite :

— Depuis que je te connais, j'ai pu constater, tous les jours, ta gentillesse et toutes tes bonnes actions. Tu ne m'as pas abandonné à la librairie, à notre première rencontre. Tu prends soin des tiens. Tu as sauvé la femme de Trapadoux. Tu m'as aidé, alors même que ça te coûtait, à trouver un foyer pour le chien vagabond de mon magasin.

Il désigne ensuite ma voiture, garée à l'orée du jardin, et

complète, lui-même étonné :

— Tu as pris sur toi alors que tu me croyais menacé. Pour me secourir, tu as conduit, outrepassant tes peurs.

Il reprend mes mains dans les siennes et m'implore :

— Ouvre les yeux. Parfois, tu as raison. Les apparences sont trompeuses. Mais je peux t'assurer que toi, Leslie, tu es une belle personne. Celle que j'aime et que j'aimerai pour toujours.

Le vide béant de mon cœur, creusé par cette culpabilité lancinante, se remplit d'une douce chaleur, bienfaisante et réparatrice. Malgré sa différence, Joey a su lire mes faiblesses. Lui, que beaucoup croient terne en raison de son trouble, m'apprend tout bonnement à voir la lumière. Mon âme, totalement mise à nu devant l'homme que j'aime, prend conscience de sa valeur. Le temps est venu de cicatriser les plaies et de regarder définitivement vers l'avenir. Et j'en suis convaincue maintenant, il se trouve au fond de ces prunelles mordorées, au goût d'espoir et de vérité.

Épilogue

Droite sur ses deux jambes, sans canne pour appui, Maman me conseille une dernière fois :

— N'oubliez pas de faire des pauses toutes les deux heures.

— Oui, la rassuré-je, ne t'inquiète pas. Je t'appellerai quand on sera arrivés.

Joey regarde sa montre et compte virtuellement les heures, avant d'estimer :

— Pas avant dix-huit heures. Entre les pauses et le pique-nique, je pense qu'on atteindra la location seulement en fin d'après-midi.

L'effervescence provoquée par notre départ agite nos parents respectifs. Déjà tout à l'heure, devant la boutique de Joey et Rachel, celle-ci ne cachait pas une certaine nervosité. Il faut souligner que depuis deux ans que nous sommes en couple, c'est la première fois que Joey et moi partons en vacances. L'année dernière, nous avons profité de nos congés d'été pour que j'emménage dans l'appartement de mon amoureux et pour offrir à notre « chez-nous » un coup de rafraîchissement, activité incompatible avec un voyage dépaysant. Peu importe.

L'évidence s'est imposée à nos yeux. Notre couple grandissait solidement, bercé par l'amour sincère que nous éprouvions l'un pour l'autre. Inséparables, nous passions tout notre temps libre ensemble. Ballottés chez l'un puis chez l'autre, lassés de cette vie entre deux maisons, nous nous sommes sentis prêts à franchir le cap et habiter sous le même toit. D'un commun accord, j'ai donc déménagé mes affaires et mes chères bibliothèques dans l'antre de mon compagnon, décidé à me laisser prendre toutes mes aises chez lui… en attendant, pourquoi pas, de dénicher plus grand ailleurs, quand le moment serait venu. Je jubilais d'apporter quelques rondeurs dans son univers parfaitement carré. Rachel, sa tatie, a su s'effacer et m'a permis de trouver ma place auprès de son neveu. Très vite, nous sommes devenues complices, et j'apprécie sa philosophie forte et enflammée parfois. Elle a compris que je ne cherchais pas à blesser ou profiter de Joey. Elle a pu constater la réalité de notre amour et notre volonté, à toute épreuve, de surmonter les obstacles qu'une vie dresse obligatoirement sur nos routes. Même si elle ignore certains éléments que son neveu et moi gardons pour nous, elle n'a pu nier notre détermination. Grâce à Joey, j'ai pu ouvrir les yeux. Grâce à lui, j'ai compris que ma culpabilité, bien qu'honorable, ne servait finalement qu'à me détruire. Lui comme moi savons quelles difficultés nous avons franchies. Aussi, liés par une telle connivence, nous nous sommes sentis capables de tout affronter ensemble, le meilleur mais aussi le pire. Bien sûr que, tous les jours, nous nous adaptons l'un à l'autre, mais nous ne considérons pas ces concessions comme des batailles perdues, juste des compromis nous permettant de trouver le bon équilibre. Et je dois dire que nous sommes heureux. Vivre auprès d'un homme atteint d'autisme et l'aimer, cela demande autant de communication qu'une autre relation. Je n'y vois pas de contraintes supplémentaires. Si j'ai bien compris quelque chose ces dernières années, c'est que rien n'est insurmontable, du moment qu'on se donne la peine de faire face à toutes les difficultés. Et quand Joey me dit qu'il m'aime, de sa bouche qui n'énonce que la vérité, je me sens prête à dévorer l'univers… Outre mon emménagement chez lui, beaucoup de choses ont changé dans ma vie, grâce à cette énergie nouvelle. J'ai commencé par vendre ma voiture violette à Tiffany, ce véhicule accumulant en lui trop de souvenirs néfastes pour moi. D'ailleurs, ma collègue ne m'en a pas voulu de l'avoir abandonnée au travail le fameux jour de notre essai voiture programmé. Je lui ai expliqué pourquoi j'avais dû partir sans l'attendre. Pas du tout vindicative ni rancunière, elle m'a plutôt considérée, elle aussi, comme une justicière en action. Force est de constater que cette histoire ne l'a pas empêchée d'acheter ma voiture ni de devenir une véritable amie, précieuse à mes yeux.

— Vous avez programmé le GPS ? nous questionne soudain Qiang en se montrant aussi inquiet que Maman.

— Je m'en suis occupé, plaide Joey en appuyant sur le fait que de toute façon il connaît l'itinéraire par cœur.

— Je m'en doutais, plaisante Qiang qui adore particulièrement mon petit ami.

J'ai officiellement rencontré cet homme en tant que conjoint de ma mère, juste après le début de ma relation amoureuse. Très vite, il a fait partie intégrante de sa vie et, par conséquent, de la nôtre. Aux petits soins pour Maman, cet homme d'origine chinoise, dont le prénom signifie « fort » se veut le meilleur compagnon possible. Attentionné, gentil, il offre à ma mère une deuxième jeunesse et la réconcilie, elle aussi, avec l'amour. J'avoue que j'aime beaucoup discuter avec lui, surtout lorsqu'il partage avec nous sa culture orientale. C'est un homme passionnant. En tout cas, grâce à sa présence, Maman n'a quasi plus besoin de sa canne, malgré sa boiterie persistante. Elle bénéficie toujours du soutien de ses aides à domicile, mais en moins grande amplitude horaire. Toutefois, elle profite d'une vie sociale plus mouvementée avec Qiang venu habiter chez elle, et avec l'amitié qui la lie désormais à la tante de Joey. En effet, chaque jeudi soir, Rachel vient jouer au tarot avec eux, et je crois savoir que leurs parties de cartes finissent souvent dans une ambiance endiablée. Nous avons énormément de chance que nos familles s'entendent si bien.

— L'année prochaine, note Joey, nous pourrons nous partager le trajet. J'aurai mon permis d'ici là.

— Combien d'heures as-tu déjà prises à ton auto-école ? demande Qiang, intéressé.

Précis comme toujours, le jeune homme répond qu'il a conduit quatorze heures, puis stipule :

— Objectivement, je pense qu'une quinzaine d'heures seront encore nécessaires. Mais c'est plus facile que je ne l'aurais pensé.

Fière de lui et de sa décision de passer son permis de conduire, j'encourage mon petit ami de toutes mes forces. Je sais que, pour lui, cela représente un challenge important et difficile. Si le code est une formalité, il redoutait la conduite. Sa grande propension d'analyse le bloque légèrement dans la préhension d'un véhicule, rendant sa maniabilité moins fluide et innée que pour d'autres conducteurs. Je reste malgré tout persuadée qu'il saura relever ce défi haut la main, car une autre qualité de Joey que j'aime beaucoup demeure sa pugnacité. J'ai pu le constater par le passé, son entêtement jusqu'au-boutiste me rend admirative. D'ici quelques semaines, avec l'acquisition de son permis, il pourra prendre confiance avec ma nouvelle voiture. Après la vente de l'ancienne, plusieurs mois se sont écoulés avant que je ne prenne la décision d'en racheter une.

Mon traumatisme dissipé, le besoin de posséder un nouveau véhicule ne s'est pourtant pas imposé tout de suite. Puis l'idée a germé lentement, avec l'émergence de nos projets de vacances et peut-être un déménagement dans une maison plus éloignée du centre-ville. Grâce à Gwenaëlle et son copain, un garagiste, j'ai eu l'opportunité d'acheter une occasion avec peu de kilomètres au compteur, mais surtout une automatique, plus gérable pour la future prise en main de Joey dont la décision de passer le permis se précisait à ce moment-là. Je tapote légèrement la carrosserie blanche de notre voiture, rappelant à Joey que l'heure tourne et que nous devons partir. Il approuve d'un signe de tête, quand Maman m'interroge :

— Vous allez voir M. Trapadoux lundi ?

— Non, mardi. Et non, je n'ai pas oublié de prendre le petit cadeau pour Moustache.

Moustache, c'est le nom qu'a donné M. Trapadoux au berger polonais de plaine recueilli par Joey, à l'époque. Après nos retrouvailles provoquées par mon compagnon il y a deux ans, nous avons gardé contact. La sensibilité de cet homme me touche toujours autant. Son deuil ne se refermera peut-être jamais complètement, cependant il retrouve goût à la vie chaque jour un peu plus. Par l'adoption de Moustache, en premier lieu. Ce chien dont il a toujours rêvé l'oblige à sortir de son enfermement et de la caverne qu'il a malgré lui érigée.

Devenu son confident, son ami, Moustache lui apporte l'affection et le soutien dont il a besoin. Pour M. Trapadoux, sa bête n'est pas un simple animal. Il incarne son objectif quotidien, le forçant à une routine à laquelle il n'était plus habitué. Le nourrir, le sortir, lui prodiguer les soins nécessaires, le tire inconsciemment de sa solitude et de sa morosité. Bien que l'on ne puisse remonter le temps, je jurerais qu'il a rajeuni d'une dizaine d'années grâce à son chien, juste par la complicité qui unit le maître et son compagnon à quatre pattes. Aussi, pour lui, pour le bien-être de son animal au tempérament dynamique et aux envies de grands espaces, M. Trapadoux a pris la lourde décision de vendre sa maison. L'argent ne l'intéressait pas. Sa seule condition pour la vente était que le foyer soit acquis par une famille. Il ne voulait se séparer du cocon de ses douces années d'amour avec son épouse qu'à cette unique finalité. Que les murs de sa maison n'accueillent que les rires et les bêtises d'enfants. C'est ainsi qu'il a emménagé en Haute-Savoie, près des montagnes qui le faisaient fantasmer, pour des randonnées infinies avec son cher chien qui n'attendait que ça. Voilà pourquoi notre première destination de vacances communes était toute trouvée. Nous partons donc vers le Mont Veyrier, où nous rendrons une petite visite à notre ami septuagénaire. Enfin, si Maman et Qiang nous laissent nous échapper… Elle m'adresse l'un de ses regards complices, comprend mon impatience et finit par chuchoter :

— Alors, bon voyage, les enfants. Profitez.

Qiang serre frénétiquement la main de Joey en lui donnant une petite bise, tandis que Maman m'englobe de ses bras pour me faire un câlin. Elle caresse mes cheveux et m'embrasse sur la joue. Je la vois émue, certainement à cause de mon absence pour ces quinze prochains jours. Ensuite, Joey et moi inversons nos places. Je salue Qiang quand mon oreille capte un murmure entre mon amoureux et ma mère :

— Trente-six ? semble questionner cette dernière.

Joey approuve d'un hochement de tête, mais tous les deux s'aperçoivent de mon regard inquisiteur. Ils se sourient, complices, quand Qiang tapote mon épaule.

— Allez, bonne route. Et bonnes vacances !

Nous prenons place à bord de la voiture, et après un ultime au revoir, je démarre. Joey pose sa main sur ma cuisse et s'enthousiasme :

— Enfin ! Trop hâte d'arriver à notre chalet, maintenant.

Je rougis quand il programme à haute voix une soirée au coin du feu, bien que cela ne soit pas de saison. Dans notre location, une cheminée n'attend que nous et j'imagine dès à présent un dîner romantique, prolongé par une nuit aussi ardente que le feu brûlant dans l'âtre. Seulement, la conversation surprise entre ma mère et Joey me revient à l'esprit et m'obnubile. À tel point que nous sommes à peine sur l'autoroute quand je finis par interroger ce dernier :

— De quoi parliez-vous avec Maman ? J'ai entendu le nombre trente-six.

Joey esquisse un sourire, sans répondre. Comme j'insiste, il passe aux aveux :

— Je veux juste aller voir des confrères fleuristes là-bas.

— Tu connais des fleuristes sur notre lieu de vacances ?

— Plus ou moins, rétorque-t-il. J'ai dû les appeler cette semaine. Je leur ai passé une commande.

Intriguée par ses réponses minimalistes, je creuse davantage :

— Tu as commandé trente-six quoi ?

— Des roses rouges[1], souffle mon amoureux en claquant de la langue.

À mon « pourquoi », Joey ne trouve rien de plus à répliquer hormis :

— Tu verras le moment venu.

Ma mine boudeuse le fait rire. Il a appris à décortiquer mes expressions et je crois que ma moue faussement vexée l'amuse plus que tout.

— J'ai vraiment de la chance de t'avoir rencontrée, affirme-

---

[1] Offrir trente-six roses rouges est un symbole de fiançailles en langage des fleurs.

t-il en caressant ma jambe, sans vouloir pour autant me déconcentrer de ma tâche.

Il n'a pas tort. Je me souviens de la fois où il m'a demandé si je croyais au destin. Peut-être que finalement mon histoire devait se dérouler de cette façon pour que ma route croise celle de Joey. Je n'ai plus aucun regret maintenant.

— Et d'ailleurs, se demande-t-il, je ne sais toujours pas par quel miracle tu as décidé de me revoir. Quand tu m'as rapporté mon portefeuille, je pensais vraiment que je ne te verrais plus jamais. Ou de loin, à la librairie. Mais que je n'aurais plus jamais la possibilité de t'aborder ni de te parler.

Je me racle la gorge en proposant :

— Ton sex-appeal ?

Joey me scrute soudainement. Je voulais blaguer. Il a néanmoins ressenti autre chose dans ma voix, quelque chose d'inhabituel.

— Pas mal, l'idée, accorde-t-il. Seulement là, tu ne me dis pas tout, n'est-ce pas ?

Je plante mes yeux sur la route devant moi en niant maladroitement toute cachotterie. Peine perdue. Joey possède un détecteur qui analyse ma voix. Il est vain de mentir. Nous n'avons jamais eu le loisir de discuter de cela auparavant, toutefois, sous son regard suspicieux, je lui confie :

— OK, mon amour. Je vais te mettre dans la confidence.

Seulement, tu ne devras en parler à personne, d'accord ?

Je le vois se redresser dans le fauteuil côté passager et sens son intérêt grandir.

— Je ne plaisante pas. Je vais briser le secret médical. Je peux perdre mon emploi si ce que je vais te dire se sait.

— À ce point ? s'étonne Joey, piqué par la curiosité.

J'acquiesce en prenant un air grave.

— Je jure de me taire à jamais, promet-il, solennel, la main posée sur le cœur.

Je ne sais pas trop par où commencer. Je vais devoir procéder par étapes.

— Très bien. Donc tu sais, lors de notre accident, Maman a été sérieusement blessée. Si sévèrement qu'elle a été transfusée.

Jusqu'à présent, Joey connaît l'histoire. Maintenant, il va découvrir un autre point.

— Maman a un anticorps particulier dans son sang. Un « anti-Jk^a », un anticorps que nous qualifions de perfide et dangereux, tant sa menace hémolytique est avérée. Autrement dit, Maman ne peut être transfusée que par du sang de donneur dépourvu de l'antigène correspondant, pour éviter tout risque d'hémolyse… en gros, la mort.

Je serre un peu plus le volant entre mes doigts et respire profondément, pour enchaîner :

— Quand j'ai récupéré le portefeuille oublié, j'ai vu ta carte de donneur. Au travail, je me suis amusée à regarder tes dons de sang. Joey, crois-moi ou pas, mais une de tes poches de concentrés de globules rouges a été donnée à ma mère.

— Quoi ! s'exclame mon petit ami, chamboulé. Tu veux dire que…

— Oui, je le coupe. Maman a été transfusée avec ton sang. Pas uniquement, puisqu'elle a reçu cinq poches en tout.

J'ose lui lancer un petit regard pour observer sa réaction. Il sourit béatement et cela me soulage.

— J'ai contribué à sauver ta mère, annonce-t-il fièrement. Incroyable !

Pour clore l'histoire et répondre en toute franchise à sa question, je lui conte mes pensées qui ont suivi cette révélation :

— Voilà pourquoi je tenais à te revoir. Au début, c'était avant tout par reconnaissance. Je tenais à te remercier d'avoir été généreux avec ton don qui a contribué à sauver ma mère.

La tonalité explicative de ma voix se radoucit lorsque j'avoue :

— Et puis, la reconnaissance envers le sauveur a vite échangé sa place avec un autre sentiment, que je n'aurais jamais pensé ressentir.

— L'émerveillement ? tente Joey, cherchant de plus en plus à faire de l'humour.

Cela marche et je ris en réfutant :

— L'amour, monsieur « J'ai-pris-le-melon ».

Le sourire qui s'étire sur son visage précède un tendre « je t'aime » qui réchauffe mon cœur. Tout à coup, j'en profite pour tirer au clair un dernier mystère.

— Au fait, je me suis toujours posé une question. Toi qui prétends ne jamais rien oublier… as-tu fait exprès de laisser ton portefeuille au café ?

Énigmatique, Joey me fixe avec son sourire charmeur que j'aime tant. Je crois qu'il ne répondra pas, préférant se taire. Après tout, j'ai eu mes propres secrets. Joey a bien le droit de garder sous silence cette énigme non résolue. Bonne joueuse, je replonge mon regard en direction de la route, sans insister. Grâce à lui, j'ai appris à voir plus loin, à établir des projets. Je n'ai plus peur. Du moins, j'ai appris à affronter les craintes qui me submergeaient autrefois. Et je sais qu'avec lui mes rides seront les témoins bienheureux d'une vie remplie de surprises. Elles s'imprégneront sur ma peau comme les souvenirs dans mon esprit. Peu importe mon apparence, je serai moi.

FIN

Remerciements

Je tiens à remercier tout d'abord mon mari Nicolas et ma fille Justine. Écrire est une passion dévorante et chronophage. Ils sont en première ligne devant mes coups de folie, mes phases d'écriture intenses et mes moments de doute. Merci de votre amour et de vos encouragements, encore et encore, et de tous les moments de bonheur que vous créez dans notre magnifique famille qui me donne l'inspiration.

Un immense merci à Maman pour ses conseils bienveillants, sa relecture avisée, sa patience et son soutien sans faille, à Papa pour son appui et son positivisme. Merci à toute ma famille et belle-famille. Leur intérêt pour mes écrits m'a portée.

Merci à tous mes amis, notamment Tiffany, Chloé et Anne-Charlène pour leurs mots de réconfort face à mes hésitations. Sans elles, le découragement aurait sans doute gagné. Elles m'ont apporté la force pour proposer mes écrits au public.

Un grand merci à mes collègues de l'EFS, ceux de mon service et plus largement ceux de l'établissement dans sa globalité, qui m'ont encouragée lors de précédents concours d'écriture, mobilisant parfois leur propre famille. Mention spéciale aux

« Adeline », pour leur enthousiasme particulier et cette remarque : « Tu sais écrire les émotions, c'est ton point fort », qui a fait écho en moi et m'a amenée à ce livre aujourd'hui. À Anaïs pour toute l'émotion dans ses yeux à la lecture de certains passages, à Florian pour son bon vœu de 2024 qui se réalise : « Une publication. »

Dans ma démarche de montrer aux autres mes écrits, j'ai pu rencontrer d'autres auteures fabuleuses, devenues des copines essentielles. Merci à ma bêta-lectrice Raphaëlle, à Sand, Sylvie, Pauline, Anaëlle, Floriane, Émilie… sans nos partages, je me sentirais bien seule dans ce monde littéraire où trouver sa place est une quête digne des plus grandes odyssées.

Merci à l'ensemble de l'équipe de Plumes de Cœur Éditions, à Stéphanie qui croit en ce roman, merci pour sa confiance et son aide dans cette nouvelle aventure.

Merci aux correctrices, Amélie Grataloup, Maryline Marnas et Véronique Bouyenval pour leur lecture avisée, leurs précieux conseils et leur bonne humeur.

Merci aux lecteurs. J'espère avoir su vous transmettre par ce manuscrit du réconfort, un espoir ou un message de tolérance.

À bien d'autres encore…

La différence est une force. Trouvez la vôtre, assumez-la et affrontez vos peurs. La vie vous sera plus douce…

Pensez à laisser un avis en ligne et à parler de ce livre sur les réseaux sociaux.

Pour contacter l’auteure, rendez-vous sur :

Instagram : https://www.instagram.com/junimarionh
Facebook : https://m.facebook.com/Marion Hequet

Autres romans édités par Plumes de Cœur Éditions

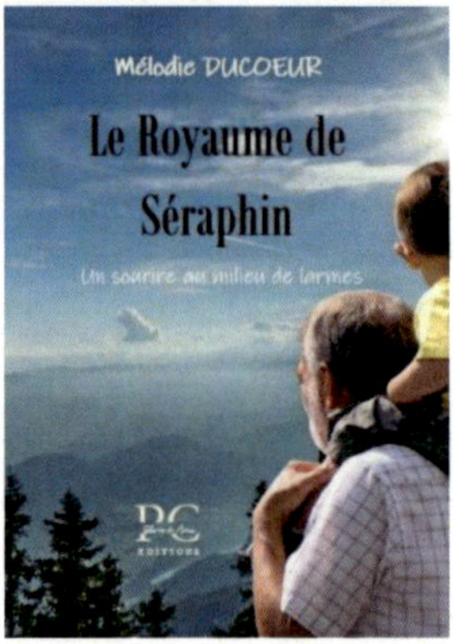

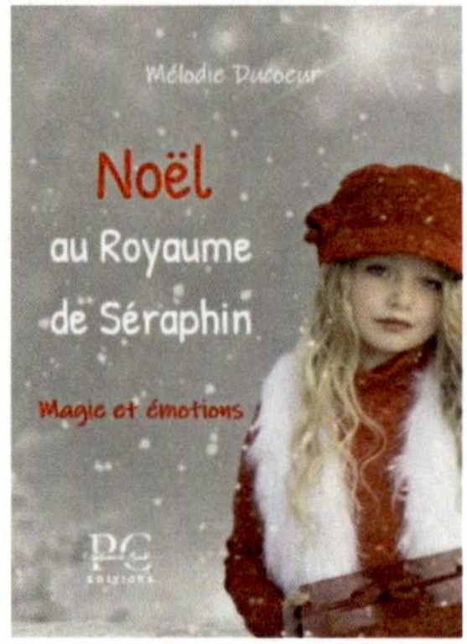

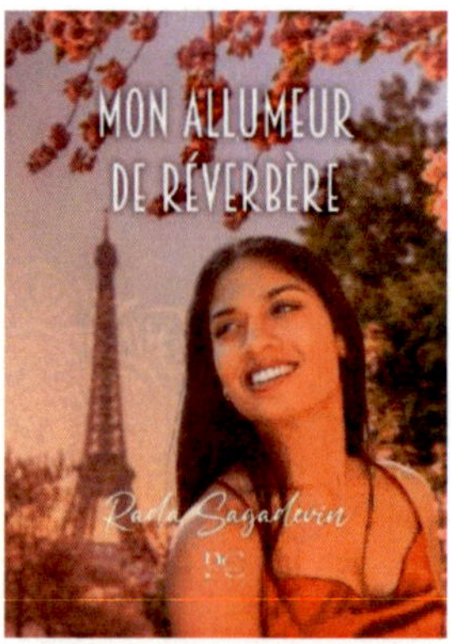

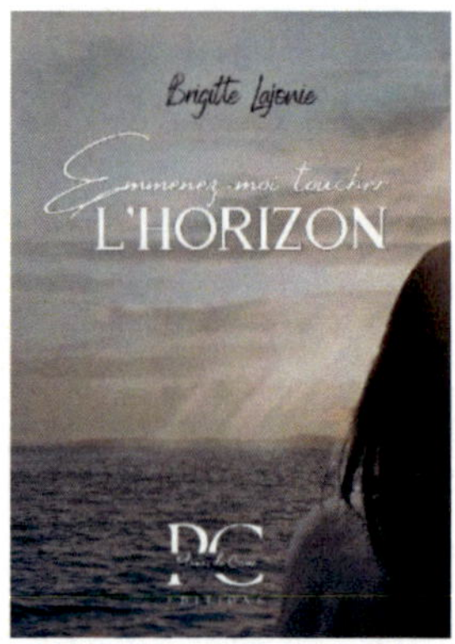

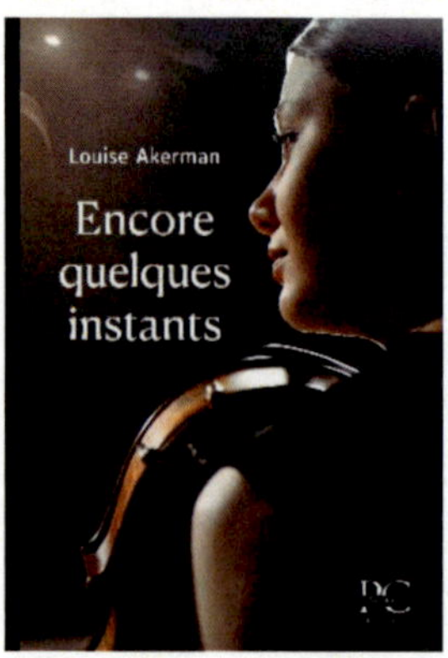

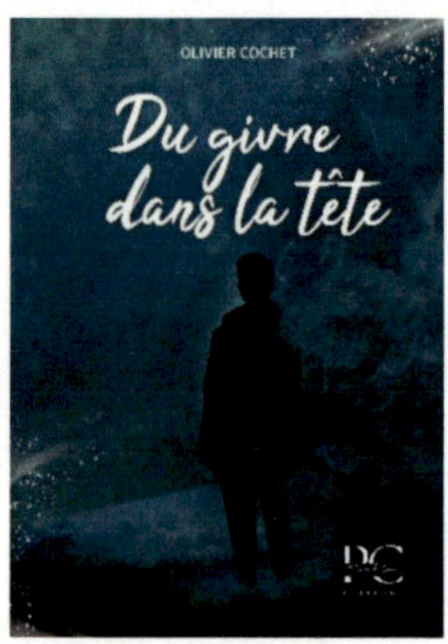

Dépôt légal : 07/2024

Imprimé par : Vision Express, Argelès-sur-Mer, France.

ISBN : 978-2-494734-16-6

Prix : 22,90 €

Éditeur : Plumes de Cœur Éditions
8 bis rue Bon-Pont
F-54260 Charency-Vezin

Visitez notre site internet

Graphiste : Mathieu Béchac

Corrections : Amélie Grataloup, Maryline Marnas, Véronique Bouyenval